Fiches de soins

La règle d'ORR de l'aide-soignant

Chez le même éditeur

Dans la collection *Formation et pratique de l'aide-soignant* :

2. LA PERSONNE ÂGÉE. Rôle de l'aide soignant, par M.-B. BEAULIEU. 2001, 2e édition, 160 pages.

3. L'AIDE-SOIGNANT DANS LES SERVICES DE SOINS. Rôle et compétences par module, par M.-O. RIOUFOL. 2000, 160 pages.

4. L'AIDE-SOIGNANT DANS LE SYSTÈME DE SANTÉ. Fiches pratiques, par A. HARLAY. 1997, 128 pages.

5. L'ACCOMPAGNEMENT AU QUOTIDIEN. L'aide-soignant face aux souffrances et aux deuils, par M.-B. BEAULIEU. 1997, 112 pages.

6. L'OBSERVATION AIDE-SOIGNANTE. Une collaboration à la démarche de soin et au diagnostic infirmier, par M.-O. RIOUFOL. 2001, 144 pages.

7. ERGONOMIE ET MANUTENTION. Notions essentielles, fiches pratiques, par C. REY. 1998, 144 pages.

8. LE STRESS DE L'AIDE-SOIGNANT. Spécificités et conséquences. Comment lutter contre le stress, par C. STOÏBER, B. BOUILLERCE. 1999, 120 pages.

9. BESOINS AFFECTIFS ET SEXUALITÉ DES PERSONNES ÂGÉES EN INSTITUTION. Le savoir et le « comment faire » face à un tabou, par L. HOLSTENSSON, M.-O. RIOUFOL. 2000, 104 pages.

10. DIÉTÉTIQUE POUR L'AIDE-SOIGNANT ET L'AUXILIAIRE DE PUÉRICULTURE. Notions essentielles. Fiches pratiques, par B. MAYNAUD-CHARPENTIER. 2002, 144 pages.

FORMATION & PRATIQUE DE L'AIDE-SOIGNANT - 1

Fiches de soins

La règle d'ORR de l'aide-soignant

Marie-Odile Rioufol

Préface de Marie-Hélène Abeille
présidente du GÉRACFAS

3e édition

MASSON

ISBN : 2-229-401385-9

MASSON S.A.S. – 21, rue Camille-Desmoulins - 92789 Issy-les-Moulineaux Cedex 09

Préface

Cette nouvelle édition témoigne de l'intérêt que les aides-soignants et les élèves aides-soignants ont trouvé à la première édition des *Fiches de soins : La règle d'ORR de l'aide-soignant.*

En effet, le côté pratique et concret de ces fiches permet aux soignants une réalisation de qualité des soins au quotidien, contribuant au bien-être et au confort des personnes.

Une réflexion continue sur l'évolution des soins et le travail en équipe a amené Marie-Odile Rioufol à traiter de nouveaux sujets. Nous trouverons de nouvelles fiches telles que :

- « Établir une communication efficace lors de problèmes sensori-moteur » ;
- « Établir une communication de qualité lors de difficultés intellectuelles, culturelles et/ou affectives ».

Ces fiches, toujours dans le respect des textes en vigueur, laissent initiative et créativité aux soignants, leur permettant ainsi de chercher une réponse toujours mieux adaptée aux différents besoins de la personne soignée.

Marie-Hélène Abeille
Présidente du Groupe d'études,
de recherche et d'action
pour la formation d'aides-soignants
(GÉRACFAS)

Table des matières

Légende des icônes :

✏ : points importants ou originaux (astuces).

⚠ : risque, danger à éviter.

Généralités sur les soins

1 PRÉSENTATION DE LA RÈGLE D'ORR

En fonction des ressources du service et du malade lui-même, l'aide-soignant*, pour rester en cohérence avec ses **valeurs** de soignant et répondre aux critères de soins, ne doit pas se centrer sur la technique, mais sur **le malade et ses besoins**. C'est pourquoi **la règle d'ORR** (Organisation, Réalisation, Relation) **sera le guide de l'aide-soignant** à travers toutes les fiches de ce livre.
La règle d'ORR permet de mettre en place les gestes et techniques nécessaires tout en les reliant systématiquement au patient qui fait l'objet des soins concernés.
De plus, ces fiches **s'articulent autour des besoins de Virginia Henderson** (hormis les besoins psychosociaux).

2 ORGANISATION

Recueil de données

C'est le préalable indispensable avant tout soin; il comporte : **la lecture des transmissions** et le **recueil d'informations** au lit du malade. **Il permet** :
• de connaître les habitudes de vie du patient;
• de connaître sa pathologie, les prescriptions éventuelles et précautions particulières;
• de connaître les contraintes et handicaps liés à sa pathologie (température, drains, perfusions, sondes, plâtre...);
• de prévenir le patient du soin qu'on va lui faire;
• d'évaluer son état de fatigue;
• d'évaluer son autonomie et ce qu'il est capable de faire ce jour;
• de convenir avec lui du moment le plus adapté;
• de répertorier le matériel du service nécessaire à la réalisation du soin.

Le recueil de données doit **devenir un automatisme** et ne sera pas rappelé en détail dans chaque fiche.

Matériel

Il est préparé en fonction du soin qui doit être réalisé après **l'observation** de l'état du malade, de l'état de la literie, de l'existence ou non de matériel personnel du malade, de l'existence ou non de linge personnel.
Avant le soin, il est nécessaire de **rassembler** tout le matériel nécessaire afin **d'éviter les déplacements** inutiles et de **ne pas interrompre le soin**.
Après le soin : nettoyer, désinfecter et ranger le matériel à sa place.

* Lire partout : aide-soignant/aide-soignante.

3 RÉALISATION

Les critères de soin : **Efficacité**, **Économie**, **Hygiène**, **Confort**, **Sécurité**, vont permettre à l'aide-soignant de s'adapter, s'auto-évaluer et réajuster sa pratique tout au long de la réalisation du soin.

Efficacité

Le soin doit être **complet**, **minutieux**, **et doit répondre à l'objectif** : **pourquoi fait-on ce soin** ?
Pour chaque soin étudié, des spécificités et attentions particulières seront mentionnées.

Économie

- Utiliser correctement le matériel à disposition pour lui permettre une plus grande longévité, signaler tout matériel défectueux ;
- utiliser en quantité raisonnable le matériel jetable : gants, alèses, couches… et doser les produits utilisés ;
- être attentif aux prothèses des malades (lunettes, appareil auditif, prothèses dentaires…) qui sont très coûteuses. Éviter de les perdre ou de les casser, l'hôpital engageant sa responsabilité.

Hygiène

- Se laver les mains avant et après tout soin et **après manipulation du sale** ;
- tout matériel qui entre dans la chambre doit avoir été lavé et désinfecté ;
- ne rentrer dans la chambre que le linge nécessaire au soin, tout linge propre entré doit y rester ;
- le chariot de linge propre ne doit pas entrer dans la chambre ; les chariots de linge sale restent dans le couloir ; respecter, pour le tri, la couleur des sacs de linge sale ;
- ne pas tenir contre soi le linge propre comme le linge sale ;
- ne jamais déposer le linge sale par terre ;
- les gants à usage unique sont changés entre chaque malade ;
- après utilisation, nettoyer et désinfecter le matériel.

Confort

- Vérifier la température de la pièce, fermer la fenêtre si nécessaire ;
- avant le soin, proposer le bassin ou l'urinal ;
- être attentif à l'état de fatigue de la personne, réduire les manipulations si nécessaire ;
- pour un malade douloureux, laisser des temps de pause et de récupération, mobiliser avec douceur ;
- installer confortablement le malade en tenant compte de son état physique et psychologique, lui faire exprimer sa sensation de confort ou non ; réajuster les oreillers au cours des manipulations.

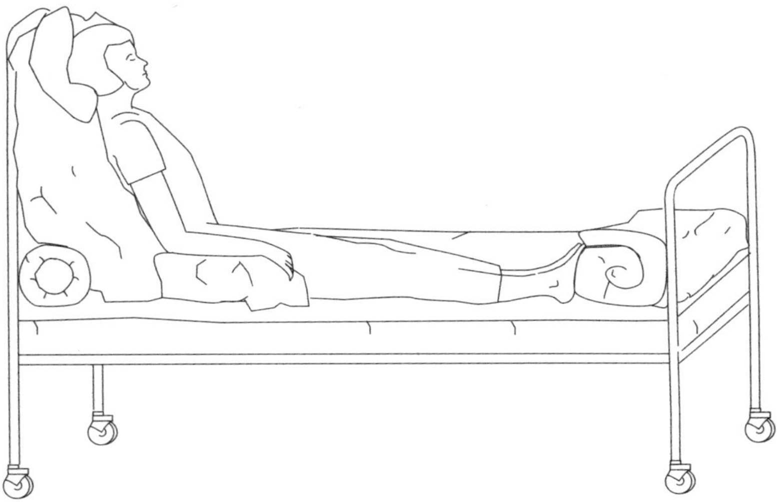

Confort de la personne

Sécurité

Aménager un environnement sécurisant pour le malade, afin qu'il n'ait pas la crainte de tomber :

- mettre les barrières du lit chaque fois qu'il est nécessaire;
- faire appel à une aide chaque fois que nécessaire;
- utiliser correctement les ressources matérielles du service (lit articulé, lève-malade...);
- bloquer les lits et fauteuils et matériels à roulettes;
- utiliser les moyens du service pour que la personne ne glisse pas si elle est au fauteuil;
- qu'elle ne souffre pas des manipulations et de son installation;
- mettre toujours la sonnette à portée de main.

Appliquer rigoureusement les règles d'hygiène, pour lutter efficacement contre la contamination manuportée et indirecte et éviter les infections nosocomiales (voir définition fiche 49 page 114).

4 RELATION

Avec le malade

Pour que le soin permette au malade d'éprouver un bien-être physique et psychologique, voire même un plaisir, le soignant doit réfléchir sur le **sens** qu'il donne à ce soin et sur la **signification** de ses gestes et de ses paroles à travers les valeurs suivantes : **respect, pudeur, dignité**.
Le soignant doit faire appel à toutes ses qualités de discrétion et de disponibilité et manifester de la délicatesse et du tact dans sa relation verbale et non verbale.

Ce moment privilégié pourra devenir plaisir partagé, permettant une communication verbale plus facile et une intimité plus grande.

Respect : « sentiment qui porte à accorder à quelqu'un de la considération » :
- frapper avant d'entrer;
- appeler la personne par son nom et la vouvoyer, excepté demande expresse de la personne;
- ne pas suspendre le soin, sauf en cas d'urgence;
- être persuadé de l'importance du geste, prendre le temps nécessaire pour le faire; respecter le rythme de la personne;
- être complètement dans ce qu'on fait pour les soins de ce corps : lorsque les soins se pratiquent à deux, ne pas s'engager dans une conversation personnelle au-dessus du malade, où il n'a plus sa place; ne pas oublier que par le toucher et selon la pression que les mains du soignant exercent, le malade ressent sa disponibilité;
- laisser la personne s'exprimer; donner des réponses adaptées et pertinentes.

Pudeur : « sentiment de gêne qu'éprouve une personne à se montrer nue » :
- fermer la porte, mettre la présence;
- la personne ne doit pas se retrouver nue; la découvrir avec son accord;
- agir chaque fois que l'on peut à l'abri des regards : dans une chambre à deux lits, utiliser un paravent ou se mettre entre les deux lits pour faire un paravent de son corps;
- manifester de la gentillesse et du tact pour les soins intimes.

Dignité : « respect de soi » :
- devant des altérations physiques importantes, maîtriser son regard pour atténuer l'image négative qu'il renvoie au malade;
- ne pas utiliser systématiquement des gants à usage unique, sans s'être posé la question du pourquoi;
- envoyer des sentiments positifs et manifester des marques de respect et de tendresse;
- favoriser l'autonomie, ne pas faire « à la place » si la personne peut le faire ou le demande.

Avec l'équipe : noter le soin et transmettre

Le soin et les observations perçues au cours du soin sont transmis par écrit sur le dossier de soins et sont signés par l'aide-soignant.
Ces informations doivent être claires, précises, concises, les détails ou le complément d'informations pouvant faire l'objet de transmissions orales.

Transmettre :
- l'exécution du soin et s'il demande à être complété par un autre;
- les observations en rapport avec le soin et toute anomalie et incidents éventuels;
- l'autonomie du malade : ce qu'il a fait seul ce jour;
- les informations nouvelles apprises au cours de la relation;
- le comportement et les paroles : exprimées par le soigné, observées par le soignant.

I

BESOIN D'ÊTRE PROPRE ET DE PROTÉGER SES TÉGUMENTS

FICHE

1 La toilette au lit

BUT Conserver la peau et les phanères en parfait état de propreté. Prévenir l'apparition de lésions cutanées (rougeurs, escarres).
La toilette au lit se pratique auprès d'un malade **qui ne peut se lever :** impossibilité ou interdiction (prescription médicale); qui présente une **hyperthermie** ou une **grande fatigue**; qui est dans le **coma**.

Ce que vous devez savoir

La toilette est un soin d'hygiène qui fait partie du rôle propre de l'infirmier. L'aide-soignant peut la pratiquer (sauf cas particulier : toilette stérile des grands brûlés).
Le temps de la toilette permet d'établir une relation privilégiée, de mieux connaître la personne. La toilette adaptée à chaque malade, en réponse à ses besoins, permet d'assurer le bien-être physique et psychologique de la personne. Une toilette complète, pour ne pas trop fatiguer le malade, se pratique en 20 à 40 min environ.

Règle d'ORR

1 ORGANISATION

Recueil de données et lecture des transmissions

Le recueil d'informations permet :
- d'évaluer l'état de propreté de la peau, des cheveux, de la bouche et la région génito-anale;
- d'observer l'état de la literie;
- d'observer l'existence du matériel de toilette personnel, et du linge personnel;
- de répertorier le matériel du service nécessaire (voir « Généralités sur les soins », page 1).

Matériel

- Matériel d'hygiène : cuvette, eau, savon, linge de toilette, 2 serviettes, 2 gants (du malade), à défaut 1 serviette et 1 gant (du service);
- matériel de rasage : rasoir électrique ou à main + mousse;
- matériel d'hygiène dentaire (dents ou prothèses) : brosse à dents, dentifrice, verre ou solution nettoyante pour la prothèse;
- matériel d'entretien des cheveux et des ongles : peigne, brosse, barrettes…, coupe-ongles, pince;
- matériel de réfection du lit : draps, alèses, taies;
- matériel en cas de souillure du siège : papier hygiénique ou essuie-tout (cellulose);
- matériel couche et/ou alèse jetable;
- matériel pour évacuer le linge sale : sac plastique ou de récupération (emballage propre) ou utiliser la taie d'oreiller du malade comme un sac;
- matériel pour évacuer les déchets : haricot, sac plastique.

Penser en fonction des ressources du service :
– où poser le linge propre dans la chambre (chariot, adaptable, chaise?);

– où poser temporairement le linge sale (sac à linge propre, sac plastique, taie d'oreiller, panier sous le lit...?);
– où poser les déchets (haricot, sac plastique...?).

2 RÉALISATION

Efficacité

• Laver, rincer, sécher soigneusement pour éviter les irritations douloureuses, les macérations, les mauvaises odeurs;
• craindre l'eau trop savonneuse qui se rince mal;
• profiter du temps de la toilette pour faire les **massages prévention d'escarres** sur les zones à risques, principalement talons et sacrum;
• **porter un soin tout particulier** au niveau du **nombril** et des **aisselles**, lors du rinçage et du séchage soigneux par tamponnements, des **plis de l'aine**, en particulier chez l'obèse, lieu qui recueille débris alimentaires, transpiration, etc., si le sujet est alité, lors de la **toilette intime** :
  – *chez l'homme* : toilette du gland, décalotter pour dégager les replis du prépuce (recalotter);
  – *chez la femme* : laver, rincer, sécher les grandes lèvres, les petites lèvres, et le méat;
• bien nettoyer et essuyer le **pli interfessier** pour éviter la macération;
• bien rincer les pieds surtout au niveau des espaces interdigitaux pour éviter que le savon n'assèche la peau entraînant des irritations et bien sécher, car l'humidité favorise l'apparition des mycoses.

Économie

• Doser raisonnablement le produit liquide utilisé pour les soins d'hygiène,
⚠ • attention aux lunettes et aux prothèses dentaires, ne pas les faire tomber car elles sont fragiles, ne pas mettre les prothèses dans un kleenex ou dans un récipient prêtant à confusion, les mettre dans un verre d'eau.

Hygiène

• Se laver les mains avant de commencer le soin, et au cours du soin si nécessaire (**après toute manipulation du sale**);
• utiliser le savon du malade ou du savon liquide;
• changer l'eau de la cuvette autant de fois que nécessaire, toujours après la toilette génitale ou du siège;
• pour la toilette génitale **chez la femme** : laver de la vulve vers l'anus, pour éviter une remontée de germes;
• coiffure : protéger les épaules par une feuille de cellulose qui permettra ensuite de récupérer les cheveux du peigne;
• prévoir le linge propre seulement nécessaire au change et à la réfection du lit (tout linge propre entré dans la chambre doit y rester).

L'usage des gants :

• respecter le **gant du haut** pour le visage, bras, thorax, dos et le **gant du bas** pour les jambes, pieds, toilette génitale et du siège (*idem* pour les serviettes);
• se donner des repères pour soi-même et l'équipe afin de ne pas mélanger les gants et serviettes du haut et du bas; par ex. : garder

retourné à l'envers le gant du bas ou garder le gant de **couleur claire** pour le haut et le gant de **couleur foncée** pour le bas;
- les gants de toilette du malade, à la fin du soin, sont bien rincés et les serviettes mises à sécher;
- en cas d'utilisation d'un seul gant de toilette et d'une serviette : procéder par ordre logique hygiénique, du plus propre au plus sale; terminer par la toilette génitale et du siège, à la suite de quoi le gant et la serviette seront mis au sale;
- utiliser un gant à usage unique de protection pour tout contact avec les sécrétions, urines, selles, pertes, etc.

Confort

Le soin devra permettre au malade d'arriver à une détente, un bien-être :
- choisir le meilleur moment pour la toilette, le négocier éventuellement avec la personne;
- ne pas contraindre un malade fatigué à une toilette longue;
- utiliser le matériel d'hygiène personnel du malade;
- veiller à la température de l'eau en tenant compte des habitudes du malade;
- chauffer éventuellement sur le radiateur le linge propre;
- mettre une protection (serviette) sous la partie du corps que l'on lave, pour éviter de mouiller le lit;
- essorer correctement le gant pour qu'il ne s'égoutte pas;
- procéder par région : laver, rincer, sécher soigneusement la région choisie avant de passer à une autre.

Une attention particulière portera sur :
- **le visage :** laver selon la demande de la personne à l'eau claire, savonneuse ou avec un savon spécial;
- **le dos :** proposer, après l'avoir lavé, une friction avec l'eau de toilette du malade (à ne pas confondre avec le massage prévention d'escarre). Prévenir auparavant de la fraîcheur du produit, pour ne pas surprendre la personne;
- **les jambes :** soutenir la jambe au niveau de la cheville avec la paume de la main, et non entre le pouce et l'index (ce qui est douloureux);
- **toilette génitale :** chez la femme, une toilette sur le bassin peut être proposée;

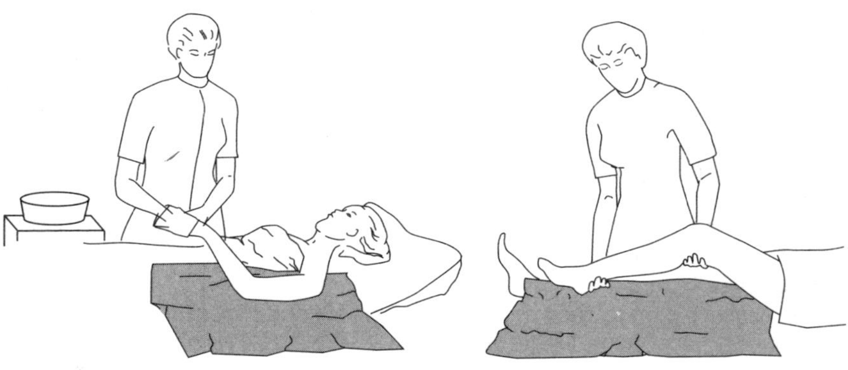

La toilette au lit

- **les mains :** proposer une cuvette dans laquelle les mains pourront tremper;
- **les dents :** penser à l'hygiène dentaire. Brossage des dents avec dentifrice ou sans. En l'absence de matériel, faire rincer la bouche avec une solution rafraîchissante (le soin de bouche étant réservé pour des indications très particulières);
- **les cheveux :** les coiffer une fois par jour. Si le malade reste alité, la coiffure doit dégager la nuque (pour éviter la transpiration et que les cheveux ne s'emmêlent). Ne pas tirer les cheveux. Peigner mèche par mèche en cas de nœuds, ou mouiller avec un peu d'eau. Proposer le maquillage pour la femme.

À la fin du soin

Réinstaller soit au lit (après réfection) soit au fauteuil en fonction des prescriptions, de l'état général de la personne et de son désir, et mettre à portée de main après proposition : l'adaptable, l'eau, un verre, de la lecture, lunettes, téléphone, télécommande, mouchoirs, affaires personnelles...

Sécurité

- **Éviter le refroidissement** en découvrant seulement la région du corps à laver;
- lorsque le malade est tourné sur le côté (toilette du dos) : relever la **barrière** pour qu'il s'y appuie ou pousser le lit contre le mur (si possible) ou **faire appel à une aide** qui maintiendra le malade;
- vérifier l'installation du malade au cours et après la toilette en cas de perfusion, sonde, drain... (qu'ils ne soient pas coudés ou écrasés par le poids du malade);
- ne pas faire laver les dents ou rincer la bouche s'il y a risque de fausse route;
- chez l'homme, après la toilette du gland, penser à recalotter.

3 RELATION

Avec le malade

*Respecter les valeurs de **respect, pudeur, dignité :***

- la personne ne doit pas se retrouver nue; la découvrir au fur et à mesure avec son accord;
- manifester de la gentillesse et du tact pour les soins intimes sous les seins et les organes génitaux;
- proposer à la personne de faire elle-même sa toilette intime (ex. : préparer le gant);
- soigner l'image corporelle de la personne en favorisant l'esthétique, la coquetterie, l'habillement, la coiffure; proposer un miroir.

Avec l'équipe : noter le soin et transmettre

- Vos observations de la peau et toute anomalie : rougeur, irritation, coupure;
- l'autonomie du malade : ce qu'il a fait seul ce jour;
- son comportement à travers ses attitudes et paroles;
- les incidents éventuels et les informations apprises au cours de la relation.

FICHE 2

Le capiluve ou shampooing

BUT C'est un soin d'hygiène qui permet d'assurer la propreté des cheveux et un soin de confort qui favorisera le bien-être psychologique.

Ce que vous devez savoir

Il existe des contre-indications à ce soin : lésions au niveau de la tête (plaies, traumatismes crâniens) ou au niveau de la colonne vertébrale (fracture du rachis, port de minerve).
C'est un soin qui peut se pratiquer au lit ou au fauteuil, qui est apprécié aussi bien à l'hôpital qu'à domicile.

Règle d'ORR

1 ORGANISATION

S'assurer avec l'infirmier qu'il n'y a pas de contre-indication pour pratiquer ce soin.

Matériel

Adapter le matériel en fonction des ressources du service :

• matériel **d'hygiène** : cuvette au lit ou lavabo, shampooing, serviette, eau, douchette ou broc ou bouteille;
• matériel **de protection et fixation** : alèse en caoutchouc ou sac plastique, alèse en tissu ou serviette, pince à clamper ou épingle de sûreté ou pince à linge;
• matériel **d'entretien des cheveux** : peigne, brosse, barettes, sèche-cheveux, miroir;
• haricot ou sac.

Penser :
• où poser le matériel propre dans la chambre (chariot, adaptable, chaise...?);
• où poser le matériel utilisé (chariot, cuvette qui récupère tout le matériel...?).

2 RÉALISATION

Efficacité

• Agir avec rapidité et éviter de mouiller la personne;
• prendre le temps d'**installer une gouttière avec l'alèse en caoutchouc** pour éviter les débordements, maintenir les alèses autour du cou avec la pince, sans trop serrer pour ne pas gêner, mais assez pour éviter les fuites;
• ne pas faire un trop grand revers avec l'alèse en toile, car s'il est amené à être mouillé, il fera « mèche » et l'alèse s'imprégnant d'eau inondera le dos de la personne;
• bien mouiller tous les cheveux (même les petits au niveau de la nuque);
• pratiquer un deuxième shampooing si nécessaire, rincer correctement, surtout du côté opposé au soignant (moins visible).

Économie

• Attention aux malades porteurs de lunettes ou d'appareils auditifs : les retirer, ne pas les faire tomber;
• doser raisonnablement le shampooing.

Hygiène

• Le matériel (cuvette, broc...) ne doit pas être posé par terre;
• protéger la brosse ou le peigne par une compresse passée à travers les dents, elle permettra de récupérer les cheveux qui tombent;
• nettoyer le matériel et le ranger;
• si le sol est mouillé, terminer le soin et penser à essuyer.

Sécurité

⚠ • Ne pas mettre les insuffisants respiratoires en position demi-allongée;
• si la personne doit rester allongée, à plat, la mettre en diagonale dans le lit tandis qu'une aide maintiendra la tête;
• ce soin pouvant être ressenti comme fatigant par certains malades, s'assurer de leur degré de fatigue;
• éviter que la personne ne prenne froid, recouvrir la tête avec une serviette, sécher avec le sèche-cheveux.

Confort

• S'assurer avant le soin que la personne n'ait pas besoin du bassin;
✎ • le temps de l'installation est particulièrement important : **dans le lit**, bien caler la personne au niveau de son dos avec oreillers et traversin; **au fauteuil**, faire choisir à la personne de s'installer au lavabo : dos tourné et tête en arrière (comme chez le coiffeur) ou assis devant le lavabo tête penchée en avant;
• les alèses étant roulées l'une dans l'autre, mettre contre le cou celle en coton et non celle en plastique;
• proposer les éléments de confort : boules de coton et gant de toilette, pour éviter l'eau dans les oreilles et dans les yeux. On peut tiédir le shampooing avec un peu d'eau chaude dans une cupule ou dans sa main;
• veiller à la bonne température de l'eau, proposer à la personne de la tâter;
• frictionner doucement et masser le cuir chevelu;
• démêler les cheveux avec douceur et sans tirer; coiffer les cheveux selon les désirs de la personne, lui proposer éventuellement une mise en plis ou un brushing. Ne jamais couper les cheveux sans son accord ou celui de ses proches;
• si la personne est mouillée, la changer.

3 RELATION

Avec le malade

• Prévenir la personne et convenir avec elle si possible de l'heure du shampooing;
• respecter ses habitudes d'hygiène;
• la solliciter pour qu'elle exprime son confort ou son inconfort au niveau de son installation, la température de l'eau, une fatigue éventuelle...;
• soigner l'image corporelle de la personne, en favorisant la coiffure, l'esthétique, proposer un miroir.

Avec l'équipe : noter le soin et transmettre

Transmettre à l'infirmier, vos observations au niveau du cuir chevelu et toute anomalie au niveau du comportement de la personne à travers ses attitudes et paroles, ainsi que l'expression de sa satisfaction ou non et de son bien-être.

FICHE 3

Le pédiluve ou bain de pieds

BUT C'est un soin d'hygiène qui permet la propreté des pieds et un soin de confort qui procure détente et bien-être.

Ce que vous devez savoir

C'est un soin qui peut se pratiquer au lit ou au fauteuil. L'hygiène des pieds peut se pratiquer aussi au cours de la toilette, de la douche ou du bain.
Le pédiluve au lit est contre-indiqué chez une personne qui ne peut plier les articulations des genoux (opérations, douleurs, rhumatismes) ou en présence d'œdèmes importants et douloureux.
Le pédicure est le spécialiste des soins du pied, c'est à lui que reviennent les soins des cors, durillons, etc., qui demandent des techniques et du matériel particuliers.

Règle d'ORR

1 ORGANISATION

Matériel

- Pour un **pédiluve au fauteuil** : alèse en coton ou à usage unique (ou à domicile : une serpillière propre) à poser sur le sol pour éviter de le mouiller;
- pour un **pédiluve au lit** : alèse en coton et alèse en caoutchouc ou protection plastique (sac...) à poser sur le lit pour le protéger;
- matériel d'hygiène : bassine d'eau, savon, serviette, gant, broc ou bouteille pour rincer;
- matériel de confort pour couper les ongles : ciseaux ou pince à ongles (s'assurer qu'ils coupent), compresses, papier cellulose (sopalin);
- haricot ou sac.

Penser :
- où poser le matériel propre dans la chambre (chariot, adaptable, chaise...?);
- où poser le matériel utilisé (chariot, bassine qui récupère l'ensemble du matériel...?).

2 RÉALISATION

Efficacité

- La bassine doit être remplie avec suffisamment d'eau : les deux tiers ou la moitié de la bassine;
- les pieds doivent rester dans l'eau ***5 à 10 min*** pour permettre de décoller les particules sales ou les peaux mortes et procurer un délassement;
- laver, rincer, sécher en insistant au niveau des espaces interdigitaux.

Hygiène

- Laver à l'eau savonneuse, rincer à l'eau propre (avec le broc ou une bouteille);

- le matériel (cuvette, broc, savon) ne doit pas être posé directement sur le sol, mais sur la protection;
- pour les soins de coupe d'ongles ou de massage, ne pas poser le pied de la personne sur sa blouse de soignant; intercaler la serviette si elle est propre ou un papier cellulose (sopalin), récupérer les ongles coupés dans la compresse ou le sopalin;
- après le soin, si nécessaire, remettre des chaussettes ou bas propres;
- si le sol est mouillé, terminer le soin et penser à essuyer;
- nettoyer le matériel — le laver, le désinfecter — et le ranger.

Sécurité

Pour la coupe d'ongles : être particulièrement attentif et vigilant pour ne pas provoquer de mini-lésions; adopter une position confortable et utiliser les instruments, pinces ou ciseaux, que l'on maîtrise le mieux; couper les ongles au carré pour éviter qu'ils ne s'incarnent.

⚠ Ne pas couper les ongles d'un diabétique, particulièrement sujet aux risques infectieux.

Confort

- S'assurer avant le soin que la personne n'ait pas besoin du bassin;
- pour un **pédiluve au lit**, le bas de la literie étant replié sur le malade : enlever au préalable la couverture pour éviter une accumulation de poids et de chaleur et préserver la pudeur de la personne en installant une serviette ou une alèse entre ses jambes;
- veiller à la bonne température de l'eau, proposer à la personne de la tâter;
- mettre la bassine dans le sens de la longueur, ou utiliser une cuvette suffisamment grande pour que les pieds reposent à plat et à l'aise;
- proposer un massage des jambes à main nue (et non au gant), à l'eau et au savon;
- pratiquer un massage des talons, prévention d'escarres (voir fiche 8);
- lorsque l'on retire les pieds de l'eau, déplacer la bassine au fur et à mesure, pour éviter que la personne ne se retrouve les jambes écartées;
- bien sécher entre les doigts de pied et enlever les petites peaux mortes éventuelles (compresse sèche ou alcoolisée, ou serviette), ne pas trop insister auprès des personnes particulièrement chatouilleuses.

3 RELATION

Avec le malade

Prévenir la personne et convenir avec elle si possible de l'heure du soin. La solliciter pour qu'elle exprime son confort ou son inconfort au niveau de son installation et de la température de l'eau.

Avec l'équipe : noter le soin et transmettre

- Transmettre le soin, vos observations et toute anomalie au niveau de l'état cutané et tout incident au moment de la coupe d'ongle : coloration de la peau, œdème ou douleur à la palpation, ongle incarné;
- transmettre le comportement de la personne à travers ses attitudes et paroles.

FICHE 4

Le bain de propreté et la douche

BUT Pratiques d'hygiène qui permettent la propreté du corps en entier, tout en procurant bien-être et confort.

Ce que vous devez savoir

Le bain ou la douche se donnent de préférence aux personnes valides ou semi-dépendantes. Il existe cependant des **chariots douche** pour les personnes dépendantes. La durée du bain ne doit pas excéder 15 à 20 min.
Il existe des contre-indications : malade porteur de plâtre, ou de pansements importants et des contre-indications médicales ponctuelles. S'en assurer auprès de l'infirmier avant d'organiser ce soin.

Règle d'ORR

1 ORGANISATION

Tenir compte de l'état de fatigue de la personne, de sa dépendance, et des ressources du service, pour organiser un bain ou une douche et utiliser le matériel technique adéquat. Il existe :
• des baignoires basses ou à hauteur variable qui peuvent être enjambées facilement;
• des chariots de transfert à hauteur variable, pouvant être immergés dans l'eau;
• des chariots douche ou baignoire ouvrante.

Matériel

• Nécessaire de toilette de la personne, savon, shampooing, peignoir de bain ou drap pour sécher;
• linge propre.

2 RÉALISATION

Efficacité. Hygiène

Se référer à la fiche 1 de la toilette (page 6).
• Aider si nécessaire à laver le dos et le siège ou laver complètement selon la dépendance;
• il est possible de pratiquer un shampooing pendant le bain ou la douche;
• à la fin du bain, rincer tout le corps à l'eau propre avec la douchette ou un broc d'eau;
• après le bain ou la douche, ne pas oublier l'hygiène dentaire et la coiffure;
• nettoyer, désinfecter et ranger la salle de bains après le soin.

Sécurité

• Si la personne peut prendre son bain seule, lui demander de ne pas fermer la porte à clé et rester proche en cas de besoin; si **la personne est dépendante, ne pas la laisser seule**;

• vérifier que le fond de la baignoire soit recouvert d'un **tapis antidérapant** ou à défaut une serviette de bain et disposer sur le sol un tapis de bain, ou une serviette ou alèse pour éviter de glisser;
• **vérifier la température** du bain : 38 °C environ; en cas de douche régler le mitigeur, veiller à ce que le robinet d'eau chaude ne soit pas brûlant;
• aider la personne à entrer et sortir du bain; si l'accès dans le bain n'est pas facile, demander une aide;
• s'assurer que la personne n'ait pas froid pendant tout le temps du soin;
⚠ • en cas de malaise de la personne dans le bain, lui garder la tête hors de l'eau, retirer la bonde de la baignoire pour vider l'eau avant de chercher du secours.

Confort

• Proposer d'aller aux toilettes avant le bain;
• vérifier la température de la pièce, qui doit être supérieure à celle de la chambre : 20 °C, 22 °C;
• fermer la porte pour garder la chaleur et respecter la pudeur;
• disposer les vêtements propres loin de la douche pour éviter qu'ils ne soient mouillés, mettre la sortie de bain à chauffer éventuellement sur le radiateur;
• préparer une chaise afin que la personne puisse s'asseoir pour se déshabiller et se rhabiller;
• pour la douche, si la personne est fatiguée, installer une chaise plastique dans la douche;
• sécuriser la personne lorsqu'elle entre dans la baignoire; lui montrer les points où elle peut se tenir; la faire entrer doucement dans l'eau et lui faire apprécier la température;
• recouvrir le pommeau de la douche avec le gant de toilette pour atténuer la force du jet;
• recouvrir la personne avec le drap de bain dès sa sortie et sécher rapidement. Proposer une friction.

3 RELATION

Avec la personne

• Proposer le bain ou la douche, mais ne pas l'imposer à une personne qui le refuse (peur de l'eau, manque d'habitude, etc.), prendre le temps d'expliquer l'intérêt de cette pratique, sécuriser par ses propos;
• aider la personne à se rendre à la salle de bain, et la ramener dans sa chambre et lui proposer de la réinstaller au fauteuil ou dans son lit.

Avec l'équipe : noter le soin et transmettre

• Transmettre vos observations et toute anomalie sur le comportement de la personne et les incidents éventuels et les informations apprises au cours de la relation;
• aborder en équipe le problème d'une personne qui refuse un bain ou une douche.

FICHE 5

Soin de bouche non stérile

BUT Maintenir l'hygiène et le bien-être buccal chez des personnes chez qui la maladie a perturbé les caractéristiques physiologiques de la cavité buccale et fragilisé les muqueuses.

Ce que vous devez savoir

On note dans une bouche physiologiquement normale un certain degré d'humidité, une réaction légèrement alcaline (pH) et l'absence de germes pathogènes. **C'est un soin d'hygiène de la bouche** (palais, gencives, langue, lèvres) et **non des dents**, qui ne doit pas remplacer l'hygiène bucco-dentaire.
La fièvre diminue la sécrétion salivaire, dessèche les muqueuses, fendille les lèvres entraînant une mauvaise haleine et un mauvais goût dans la bouche.
Certains médicaments et régimes ainsi que le fait de ne pas s'alimenter favorisent le développement d'un enduit jaunâtre malodorant (aspect saburral).C'est un soin nécessaire et de confort, non stérile et pratiqué par l'aide-soignant **pour les malades en hyperthermie, ne s'alimentant pas par voie buccale, dans le coma, en fin de vie**.
Dans certaines pathologies avec infections locales, il peut y avoir application de produits médicamenteux. Ce soin sera pratiqué par l'infirmier.

Règle d'ORR

1 ORGANISATION

Voir avec l'infirmier quelle solution doit être employée.

Matériel

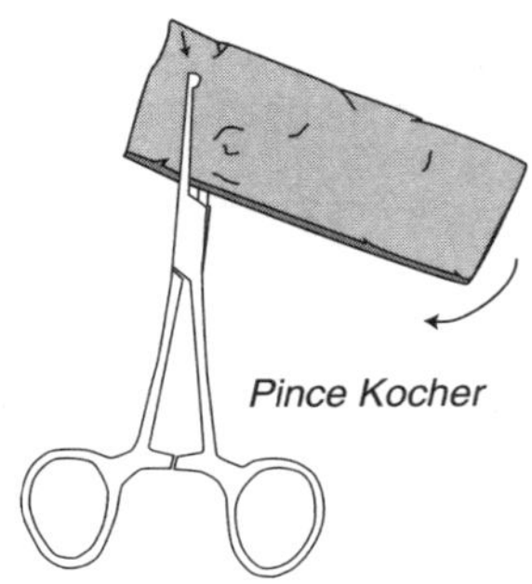

Pince Kocher

- Pour le soin lui-même : **dans un plateau** : compresses, abaisse-langue ou pince Kocher; **dans un verre d'eau** : solution alcaline (bicarbonate) ou antiseptique buccal;
- pour le confort : serviette ou protection, verre pour la prothèse dentaire, verre à dents, haricot.

2 RÉALISATION

Efficacité

- Faire un tampon avec la compresse autour de l'abaisse-langue ou de la pince Kocher, l'imbiber de solution;
- éliminer le surplus de liquide en pressant le tampon sur le bord du verre ou avec un deuxième abaisse-langue;

• nettoyer la cavité buccale : palais, gencives, face interne des joues, langue et lèvres; en cas d'enduit épais, répéter plusieurs fois;
• faire rincer la bouche avec la fin de la solution (sauf si le malade a perdu ses réflexes de déglutition); essuyer la bouche.

Hygiène

• Si la personne porte une prothèse dentaire, la retirer **avant** de pratiquer le soin de bouche, la faire tremper, la nettoyer;
• pratiquer le soin en maintenant avec le pouce l'extrémité de la compresse, ce qui permettra de la dérouler pour la jeter, sans toucher la partie sale;
• changer de compresses autant de fois que nécessaire.

Sécurité

• La solution ne doit pas être administrée pure; la diluer à l'eau, vérifier la dilution;
• en fabriquant le tampon, bien protéger l'extrémité du support pour éviter de blesser;
• pour éviter le risque de fausse route chez les malades qui ont perdu le réflexe de déglutition : ne pas trop imbiber le tampon, éliminer le surplus; ne pas faire rincer la bouche;
• ne pas irriter ou faire saigner en voulant tout nettoyer d'un coup. Faire le soin en plusieurs fois et doucement.

Confort

• Éviter de faire souffrir. Les muqueuses étant fragilisées, effectuer ce soin avec douceur et sans précipitation;
• pratiquer ce soin loin des heures de repas pour éviter nausées ou vomissements;
• ne pas aller trop loin au fond de la bouche pour éviter le réflexe nauséeux, ou des vomissements;
• lubrifier les lèvres si nécessaire (type vaseline);
• effectuer plusieurs fois par 24 h, être spécialement attentif et disponible auprès des **personnes en fin de vie**;
• proposer à la famille d'apporter un brumisateur d'eau pour réhydrater la bouche et les lèvres.

3 RELATION

Avec le malade

• Informer la personne du soin et la faire participer.
• Être à l'écoute de la **personne en fin de vie** pour qui ce soin apporte un confort très appréciable.
• **Si le malade est inconscient**, procéder avec douceur et ne pas oublier de faire très régulièrement ce soin.

Avec l'équipe : noter le soin et transmettre

Transmettre à l'infirmier vos observations et toute anomalie au niveau de :
• **la cavité buccale :** plaies, coupures, crevasses, croûtes, assèchement important, saignements des gencives;
• **l'aspect de la langue :** sèche, fendillée, rouge vif, dépapillée, avec ulcérations douloureuses, recouverte d'enduit saburral blanchâtre;
• **l'odeur de l'haleine :** fétide, ammoniacale, acidulée (pomme reinette).

FICHE 6

Toilette génitale non stérile. Toilette du siège. Pose de protection chez l'adulte

BUT Maintenir la peau en état de propreté parfaite et permettre le confort des personnes incontinentes.

Ce que vous devez savoir

La toilette génitale s'appelle aussi « *petite toilette* » ou « *toilette intime* ». Elle se pratique tous les jours au moment de la toilette et au moment du change chez l'incontinent urinaire.
La toilette du siège se pratique tous les jours au moment de la toilette **et** après une selle ou une diarrhée chez l'incontinent fécal.
La protection est un change à usage unique. En fonction du degré d'incontinence, il existe différents types de changes : la protection *rectangulaire* maintenue à l'aide d'un slip pour une incontinence légère chez la femme; la protection *anatomique* maintenue à l'aide d'un slip pour une incontinence moyenne chez l'homme et chez la femme; le *change complet* pour les incontinences moyennes ou fortes chez les personnes grabataires.
Pour certains changes, un indicateur d'humidité indique que la protection est à changer.

Règle d'ORR

1 ORGANISATION

Matériel

- Cuvette + eau, gant, serviette, savon, change à usage unique adapté à la personne;
- sac pour récupérer le change souillé, papier-toilette.

2 RÉALISATION

Efficacité

- Au niveau des **organes génitaux** :
  – *chez la femme* : laver, rincer, sécher les grandes lèvres, les petites lèvres et le méat;
  – *chez l'homme* : toilette du gland, décalotter pour dégager les replis du prépuce (recalotter).
- Au niveau du siège, en cas de présence de selles, enlever le plus gros avec la protection; continuer avec le papier-toilette, laver à l'eau et au savon. Bien nettoyer et essuyer le pli interfessier pour éviter la macération; faire un massage prévention d'escarres.

Économie

Utiliser la protection au maximum de son efficacité car elle est d'un prix de revient élevé.

Hygiène

• **Chez la femme,** pour la toilette génitale, laver de la vulve vers l'anus pour éviter les remontées de germes;
• retirer la protection avant de procéder à la toilette génitale;
• si la personne est trop fatiguée, ou obèse, replier la protection à plat (et non en boule) côté propre entre les jambes pour dégager les parties à laver. Retirer alors complètement la protection lorsque l'on tournera la personne sur le côté.

Confort

• Une toilette sur le bassin peut être proposée à la femme avec rinçage au bock;
• le change peut se faire en position couchée, debout ou au fauteuil (le change étant prêt sur le fauteuil, la personne s'assied dessus) :
  – déplier au fur et à mesure les parties du change et fixer les adhésifs en maintenant sans trop serrer,
  – être attentif à ce que les bords soient souples au niveau des cuisses.

Sécurité

⚠ Chez l'homme, après la toilette du gland, penser à recalotter.

3 RELATION

Avec le malade

Agir avec tact et gentillesse, découvrir la personne avec son accord; dans une chambre à 2 lits, se mettre entre les 2 lits pour faire paravent de son corps; proposer à la personne de faire elle-même sa toilette intime (ex. : préparer le gant).

Parler de **protection**, éviter de parler de **couche** ou d'avoir un comportement qui assimile au change du bébé.

Avec l'équipe : noter le soin et transmettre

Transmettre vos observations et toute anomalie :
• au niveau de la peau : irritation, rougeur, coupure;
• au niveau des urines et des selles (voir fiches 16 page 44 et 23 page 56 : « Transmissions »).

FICHE 7

Toilette du nouveau-né. Toilette du siège. Pose de couche

BUT La toilette permet d'assurer l'hygiène de la peau du nouveau-né, de procurer un bien-être et un confort, en favorisant une relation privilégiée.

Ce que vous devez savoir

En attendant la chute du cordon ombilical, la toilette du nouveau-né peut être préférée au bain (le nouveau-né n'apprécie pas la douche, car trop agressive). Le cordon ombilical tombe au 8ᵉ jour environ.
Le centre de thermo-régulation du nouveau-né étant immature à la naissance, sa température est instable. Le geste de l'aide-soignant devra être précis et rapide.
Les selles d'un enfant nourri au sein sont jaunes. L'**érythème fessier** est une dermatose par irritation, favorisée par une mauvaise hygiène, une macération dans les urines et les selles.

Règle d'ORR

1 ORGANISATION

On profitera du temps de ce soin pour prendre la température du bébé (si nécessaire), peser l'enfant, faire les soins du cordon ombilical.

Matériel

- Matériel d'hygiène : gant, savon de bébé (ou de Marseille), serviette, drap de bain, point d'eau ou cuvette, gant doux pour le visage;
- Matériel des soins du cordon : compresses stériles, alcool, produit asséchant antiseptique, filet élastique pour maintenir le pansement;
- Matériel des soins du visage : pour les yeux, du sérum physiologique ou de l'eau stérile; pour nettoyer les oreilles et le nez éventuellement s'il y a des sécrétions, du coton roulé en fusette (mèche). Brosse à cheveux;
- Matériel des soins annexes : thermomètre, pèse-bébé taré (voir fiche 41 « Pesée »);
- Matériel linge propre pour habiller bébé : couche, brassière de coton, brassière de laine et chaussons selon la saison, gigoteuse;
- Matériel : haricot ou sac pour recueillir les déchets.

2 RÉALISATION

Efficacité

- Faire la toilette en 2 temps : déshabiller partiellement l'enfant :
  - toilette du corps et du siège : en cas de selles, enlever le plus gros avec la couche, nettoyer les plis inguinaux, les cuisses, les organes génitaux, terminer par les fesses;
  - toilette du haut du corps : laver, rincer, sécher, mettre la chemise.

- Faire les soins du cordon ombilical ; prendre la température, et peser.
- Mettre la couche, habiller.
- Terminer par la toilette du visage : yeux, nez, oreilles.

Hygiène

Se laver les mains au début et en fin de soin et impérativement : **après** la toilette du siège, **avant** les soins du cordon, ***avant*** les soins des yeux.

- Mettre une blouse de box ;
- désinfecter le plan de travail ou la table à langer, et le pèse-bébé, recouvrir d'un linge propre ou d'un sopalin ;
- pour les **soins du cordon**, dans le but de prévenir l'infection et de favoriser la cicatrisation, nettoyer l'ombilic et faire le pansement selon le protocole du service (produits employés, technique de soin) ;
- pour les **soins des yeux** : nettoyer de l'angle interne de l'œil vers l'extérieur pour ne pas ramener des germes au niveau du canal lacrymal ; changer de coton pour chaque œil ;
- nettoyer le matériel et désinfecter.

Confort

- Vérifier la température de la pièce : 20 °C, 22 °C (éviter les courants d'air) ;
- avoir les gestes doux, rincer correctement, sécher par tamponnements ;
- bien sécher au niveau des plis et du siège pour éviter la macération ;
- veiller à ne pas trop serrer la couche et à ce que les bords soient souples au niveau de la cuisse ;
- agir rapidement pour que l'enfant n'ait pas froid ;
- utiliser les produits du bébé : savon et eau de toilette.

Sécurité

- Les règles d'hygiène strictes doivent être respectées pour ne pas contaminer l'enfant ;
- ne jamais laisser un enfant seul sur une table à langer ;
- ne pas laisser l'enfant se refroidir, contrôler l'eau à 37 °C.

3 RELATION

Avec le bébé

Entrer en contact avec le bébé, lui parler souvent et privilégier ce moment pour favoriser l'échange, ne pas le surprendre par des gestes intempestifs et désordonnés.

Avec l'équipe : noter le soin et transmettre

Transmettre vos observations et toute anomalie au niveau :

- de la peau : allergie, rougeur, irritation... ;
- du cordon : la couleur, l'odeur, s'il est sec, infecté, cicatrisé, tombé ;
- des urines : odeur, couleur, et des selles : leur présence ou non, la quantité, la consistance, la couleur, l'odeur ;
- du comportement du bébé : cris, agitation...

Noter la date et l'heure du soin, ainsi que la température et le poids.

FICHE

8 La prévention d'escarres

BUT Mettre en place un ensemble de moyens préventifs auprès du malade alité pour éviter l'apparition d'une nécrose au niveau des tissus comprimés.

Ce que vous devez savoir

Un **appui continu et prolongé** au niveau de la peau provoque une diminution de la circulation, une absence d'oxygène au niveau des cellules et la mort des tissus (nécrose).

L'escarre se développe en 4 stades : I. l'érythème, II. la phlyctène ou désépidermisation, III. l'ulcération, IV. la nécrose. La prévention de l'escarre se situe **AVANT** (prévention = avant) l'apparition de la rougeur, et au stade I. L'escarre au stade II est une escarre constituée et demande des **soins curatifs** qui sont de **la compétence de l'infirmier**.

L'état du malade peut augmenter les facteurs de risque :

– l'immobilité (alitement permanent),
– l'élimination : incontinence urinaire et fécale,
– l'état cutané : peau fragile et macération,
– l'état nutritionnel : dénutrition, déshydratation,
– l'état psychique : confusion, désorientation, semi-conscience, inconscience,
– l'état général.

En fonction de la position du malade, les zones cutanées les plus exposées sont celles où une surface osseuse est saillante. Toute escarre constituée prolonge en moyenne la durée de l'hospitalisation de 4 mois et demi. On dénombre 10 % de décès directement liés à une complication des escarres.

La **prévention** doit devenir la seule arme dans la lutte contre l'escarre. **C'est l'affaire de tous.**

Règle d'ORR

1 ORGANISATION

Matériel

• **Pour les massages :** eau, savon, serviette;
• **matelas** de décharge (ou anti-escarre), ils peuvent être à air, à eau, en mousse (à plots, gaufrés), multi-alvéolaires, couette, etc., par lequel toutes les forces de pression sur les points vulnérables sont réparties sur une plus grande surface;
• **fiches de suivi :** alimentaire, fiche de changement de position.

2 RÉALISATION

Efficacité

1. Examiner biquotidiennement la peau au niveau des zones à risque, plus particulièrement au niveau du sacrum et des talons.
2. Pratiquer des massages préventifs :

– à main nue, paume de la main au contact de la peau du malade;
– massages doux, circulaires, prolongés, répétés;
– à l'eau et au savon, sans oublier de rincer et de sécher.

3. Mettre en place un protecteur cutané transparent (ex. : op-site) qui agit efficacement contre le cisaillement et le frottement, évite la macération, permet le massage et la surveillance de la peau.

4. Supprimer l'appui :
– éduquer le malade à se mobiliser, lui apprendre les soulèvements;
– pratiquer les changements de positions pour varier, soulager, lever les points d'appui;
– mettre en place une fiche de suivi de changements de position;
– placer un matelas de décharge, adapter la housse correspondante, éviter les épaisseurs;
– favoriser le lever au fauteuil (sauf si contre-indication).

5. Assurer une bonne hygiène de la peau et du lit :
– ne pas laisser le malade souillé..., mouillé;
– tirer les draps, éliminer les plis, les corps étrangers, les miettes...

6. Assurer une bonne hygiène alimentaire :
– favoriser les aliments protéinés;
– contrôler l'absorption de boissons, la sécheresse de la bouche, utiliser l'eau gélifiée si besoin;
– mettre en place une fiche alimentaire.

Hygiène

• Procéder à des changes fréquents pour les malades incontinents;
• prendre soin des matelas de prévention d'escarres :
– protéger spécialement les matelas mousse (surtout en cas d'incontinence),
– les housses spécifiques aux matelas de décharge sont lavées avec le linge de l'hôpital,
– si la surface du matelas est imperméable, elle doit être nettoyée au moment du change des draps et désinfectée à la sortie du malade.

Sécurité

• La négligence est l'élément le plus dangereux de la prévention;
• mettre en place les moyens de prévention, dès qu'un facteur de risque apparaît important, avant même l'apparition d'une rougeur;
• il faut la somme de **plusieurs moyens** de prévention adaptés; se contenter d'un seul moyen est inefficace et dangereux, car il rassure sans prévenir;
• se méfier des petits moyens (écorce d'orange, rond de caoutchouc) qui donnent l'illusion de prévenir, mais le plus souvent aggravent le risque;
• ne pas masquer l'état cutané avec un colorant (ex. : éosine);
• le massage sous la forme de pétrissage et de décollement des plans cutanés **s'avère actuellement néfaste** et à proscrire, de même que l'alternance froid-chaud (séchoir-glaçon).

Confort

• Prévenir les escarres évitera au malade de souffrir;
• ne pas pratiquer de massages douloureux;
• éviter le frottement lors des retournements des malades;

• donner des aides (perroquet, barre d'appui) pour faciliter les soulèvements et changements de position;
• éviter le poids de la literie sur les pieds en faisant : un **pli d'aisance**, ou en installant un **arceau de lit**;
• aider le malade à manger si nécessaire pour s'assurer de l'apport de protéines, stimuler l'appétit, proposer souvent à boire.

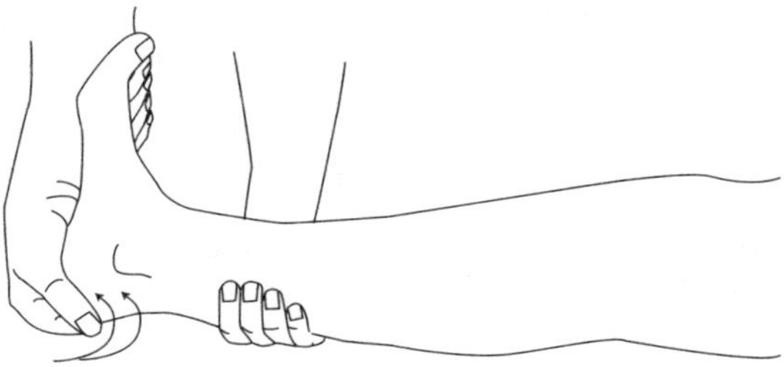

Massage du talon

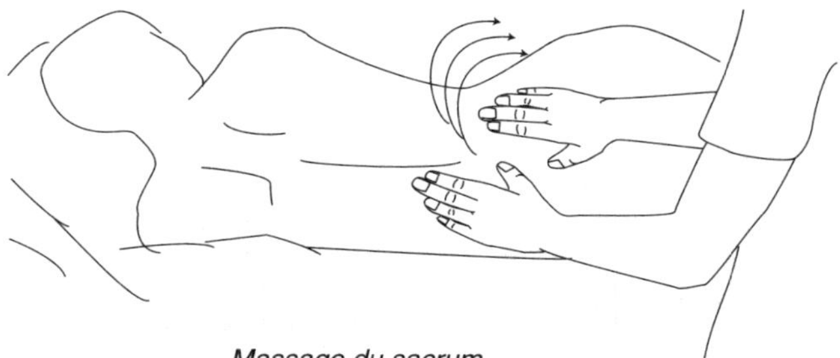

Massage du sacrum

3 RELATION

Avec le malade

• Éduquer le malade et son entourage quand cela est possible, afin qu'ils participent à la prévention;
• être attentif aux plaintes, traduisant une douleur, interroger le malade sur d'éventuelles douleurs;
• expliquer les gestes de prévention, agir avec soin.

Avec l'équipe : noter le soin et transmettre

Transmettre à l'infirmier les moyens mis en place, et l'état de la peau : érythème, rougeur, douleur.

Tous les membres de l'équipe doivent se sentir concernés par l'action de prévention

Assurer une **continuité** dans les soins de prévention.

Soins d'hygiène complémentaire

FICHE 9

I. L'hygiène bucco-dentaire

BUT Prévenir le développement des germes et l'apparition des caries grâce à l'action mécanique du brossage des dents.

Ce que vous devez savoir

L'hygiène bucco-dentaire — ou brossage des dents — se pratique matin et soir. Elle est **différente du soin de bouche** qui est un soin à part entière, réservé pour des cas bien particuliers (hyperthermie, déshydratation...) (voir fiche 5). Les personnes âgées ont fréquemment des appareils dentaires. Ils doivent être entretenus comme les dents 2 fois par jour.

Règle d'ORR

1 ORGANISATION

Ce soin se pratique à la fin de la toilette et le soir avant le coucher.

Matériel

- Serviette de protection, brosse à dent, dentifrice, verre d'eau, récipient pour cracher, mouchoirs;
- en cas d'appareil dentaire : prévoir en plus un verre ou une cupule pour déposer l'appareil dentaire, et un produit nettoyant spécifique.

2 RÉALISATION

Efficacité. Hygiène

- Les dents sont brossées avec la brosse et le dentifrice devant et sur les côtés pendant 2 à 3 min. Faire rincer la bouche à l'eau claire;
- l'appareil dentaire rincé à l'eau courante est trempé dans le produit nettoyant pour appareil dentaire, avant d'être brossé avec la brosse à dent et rincé. Le soir au coucher, il sera enlevé et mis dans un verre.

Économie

⚠ L'appareil dentaire est d'un prix élevé : **ne pas le faire tomber** car il est fragile; **ne pas le perdre** en le mettant dans un mouchoir jetable ou dans un récipient prêtant à confusion.

Sécurité

Ne pas faire pratiquer l'hygiène bucco-dentaire aux malades qui ont perdu leur réflexe de déglutition (risque de fausse route).

Confort

- Penser à proposer ce soin et aider la personne si elle ne peut le faire seule;
- en cas d'absence de dentifrice, le brossage peut se faire à l'eau et **en cas d'absence de matériel d'hygiène**, faire rincer la bouche avec une solution dentaire ou désinfectante qui permettra d'éliminer les débris alimentaires et de rafraîchir la bouche;
- si la personne ne peut enlever son appareil dentaire seule, lui enlever avec un mouchoir en papier : commencer par celui du haut; l'aider pour remettre l'appareil;

• maintenir le haricot sous le menton pour que la personne puisse cracher, essuyer le tour de la bouche.

3 RELATION

Avec le malade

Le faire participer au soin. Lui faire demander à sa famille de rapporter le matériel manquant.

Avec l'équipe : noter le soin et transmettre

Vos observations et toute anomalie au niveau de la bouche.

II. L'hygiène des mains et les soins des ongles

BUT Maintenir la propreté des mains et des ongles d'une personne alitée ou dépendante.

Ce que vous devez savoir

Les ongles sont le réceptacle de nombreux germes et doivent être entretenus propres et courts. L'ongle croît en moyenne de 3 mm par mois. En 5 à 6 mois, l'ongle est renouvelé.
Les mains se souillent facilement et sont un **facteur de contamination** (contamination manuportée).

Règle d'ORR

1 ORGANISATION

• Matériel pour les mains : cuvette, eau, savon, serviette;
• matériel pour les ongles : brosse, ciseaux ou coupe-ongles, lime.

2 RÉALISATION

Efficacité. Hygiène

• Faire tremper les mains dans l'eau (chaude si les ongles sont durs);
• laver les mains, brosser les ongles;
• si nécessaire couper les ongles en amande (en arrondi alors que pour les pieds c'est au carré), les limer.

Sécurité

Veiller à ne pas couper la peau.

Confort

• Proposer le lavage des mains au malade avant les repas et avant de se coucher et répondre à la demande;
• le soin peut être suivi d'un massage des mains.

3 RELATION

Avec la personne

Le soin d'ongles peut être un support relationnel. Le contact « main dans la main » avec la personne pendant 15 à 20 min, par une transmission sensorielle et émotionnelle, favorise la détente et la communication.
Le soin d'ongles personnalise la main, concourt à l'esthétique et valorise le corps.

Avec l'équipe : noter le soin et transmettre

Toute anomalie et la satisfaction ou non de la personne.

III. Le rasage de la barbe

BUT Pratiquer le rasage permet au malade de garder une apparence nette alors qu'il est trop fatigué pour se raser lui-même.

Ce que vous devez savoir

Le rasoir électrique s'utilise sur peau sèche.
Le rasoir mécanique s'utilise sur une peau humide.

Règle d'ORR

1 ORGANISATION

Matériel

- Rasoir électrique ou mécanique avec crème à raser, blaireau;
- récipient d'eau chaude, serviette et gant. Lotion après rasage.

2 RÉALISATION

Efficacité. Hygiène

- Le rasoir est strictement personnel et ne doit pas passer d'un malade à un autre (risque de contamination);
- étendre la crème à raser sur l'ensemble de la barbe à raser;
- tendre la peau, raser en allant à « rebrousse-poil », rincer, sécher le visage.

Sécurité

Pour éviter de couper la peau, raser avec précaution et prudence surtout là où la peau est plus souple et moins tendue.
Ne pas laisser une personne fatiguée se raser seule avec un rasoir électrique, devant une cuvette pleine d'eau.

Confort

- Respecter les habitudes de rasage de la personne et raser selon son désir au début de la toilette ou à la fin;
- pour une personne qui peut se raser seule, disposer sur l'adaptable tout le matériel nécessaire;
- ne pas irriter la peau en insistant trop sur certaines zones, rincer aussi souvent que nécessaire;
- ne jamais raser le visage d'une femme pour enlever des poils disgracieux sans son accord exprès ou celui de sa famille.

3 RELATION

Avec la personne

La faire participer au soin.

Avec l'équipe : noter le soin et transmettre

Transmettre vos observations et ce que la personne a été capable de faire seule.

II

BESOIN DE SE VÊTIR ET DE SE DÉVÊTIR

FICHE 10 HABILLAGE ADAPTÉ À LA PERSONNE. AIDE À L'HABILLAGE ET AU DÉSHABILLAGE.

FICHE 10

Habillage adapté. Aide à l'habillage et au déshabillage

BUT Aider la personne à être vêtue de façon adéquate en fonction de sa pathologie, de la température ambiante et de ses habitudes vestimentaires.

Ce que vous devez savoir

Le vêtement est un élément protecteur par rapport à la température extérieure et à l'intimité sexuelle. C'est un moyen de **communication non verbale,** il contribue au confort physique et joue un rôle majeur dans l'état de bien-être psychologique de la personne (la prise de décision dans le choix de vêtements appropriés exige une intégrité des fonctions physiques, psychologiques ou mentales de la personne).
Se vêtir et se dévêtir demande beaucoup de **coordination**, de **dextérité**, d'**équilibre** ainsi qu'une bonne amplitude de mouvements et une certaine capacité neuromusculaire.
Certains malades ou personnes âgées peuvent présenter un désintérêt pour leur apparence physique et une difficulté à garder leurs vêtements ajustés et propres.
L'aide-soignant guidera la personne dans le choix de ses vêtements en fonction de son état et de sa dépendance physique et psychologique, l'aidera et la stimulera à se vêtir et se dévêtir.

Règle d'ORR

1 ORGANISATION

- Prévoir les vêtements : les faire choisir à la personne (si possible) et les rassembler;
- proposer de l'aide à se vêtir et de dévêtir quand la personne présente une incapacité physique (fracture, plâtre, paralysie, perfusion, grande fatigue, etc.) ou une incapacité psychologique (désorientation, dépression, etc.).

2 RÉALISATION

Efficacité

- Les vêtements choisis sont adaptés à l'état de la personne (vêtements de l'hôpital ou personnels) à sa taille et à la température ambiante;
- un membre handicapé, douloureux ou porteur d'une perfusion, moins mobile, sera **déshabillé en dernier**, **habillé en premier**;
- stimuler les personnes désorientées ou dépressives.

Hygiène

- Les vêtements proposés sont changés régulièrement et ne doivent pas être tâchés;
- les vêtements sales s'ils appartiennent à l'hôpital sont placés dans un sac à linge, s'ils sont personnels sont placés à part dans l'armoire du malade.

Sécurité

Les vêtements doivent être adaptés à la température ambiante pour éviter une trop forte transpiration et une déshydratation :

- en cas d'hyperthermie, la personne est en partie déshabillée ou découverte;
- éviter le risque de chute en réajustant les vêtements trop longs et en veillant à ce que les pieds soient maintenus dans les chaussures;
- pour les personnes âgées, les sécuriser en respectant leurs habitudes vestimentaires;
- expliquer la façon de procéder pour l'habillage ou le déshabillage.

Confort

Un vêtement confortable est un vêtement propre, **adapté** à la température ambiante suffisamment ample pour **permettre** une respiration et une digestion normale et ne pas gêner la circulation sanguine, les mouvements, le sommeil, le repos. Ils sont **faciles à manipuler** pour l'élimination et protègent l'intimité :

- dès que possible, en fonction de son état, proposer au malade ses vêtements personnels;
- pour un malade qui porte une chemise de l'hôpital, lorsqu'il se lève, bien fermer la chemise dans le dos (au besoin avec un sparadrap) ou lui proposer de mettre un slip ou une culotte;
- veiller à ce que les vêtements dans le lit soient bien tirés et ne fassent pas de plis;
- préférer des vêtements amples et larges, s'ouvrant facilement et plus faciles à mettre.

3 RELATION

Avec le malade

- Ne pas faire « à la place » pour aller plus vite, respecter le rythme de la personne;
- faire preuve de beaucoup de patience et de douceur auprès des personnes qui refusent de se vêtir;
- stimuler les personnes qui manifestent un désintérêt pour leur apparence physique;
- faire participer la famille pour qu'elle apporte des vêtements adaptés à l'état de la personne;
- favoriser l'image corporelle et l'esthétique dans le choix des formes et des couleurs, ajuster les vêtements pour qu'ils soient plaisants sur le corps : ne pas laisser les jupons dépasser, les bas tirebouchonner, les braguettes mal fermées, etc.;
- mettre des vêtements en état : signaler les vêtements troués, déchirés, sans boutons, etc.

Avec l'équipe : noter le soin et transmettre

Transmettre vos observations sur le soin et toute anomalie dans le choix, et la capacité de la personne à se vêtir et à se dévêtir, ainsi que sur son comportement.

III

BESOIN DE BOIRE ET MANGER

FICHE 11 Installation et aide au repas

BUT Proposer un service du repas agréable pour stimuler l'appétit du malade et lui permettre de s'alimenter.

Ce que vous devez savoir

Le temps du repas est un moment privilégié que le malade attend, qui lui permet de se détendre et de retrouver ses forces. **C'est un facteur de guérison.**
L'installation du malade, la présentation du repas, la qualité des aliments à bonne température sont des facteurs importants qui stimulent l'appétit. Il existe selon les collectivités :
– **un système** de fabrication des repas en « **liaison chaude** » où les aliments sont préparés le jour de leur distribution;
– **un système** de fabrication en « **liaison froide** » où les aliments cuisinés à l'avance sont stockés dans une chambre froide et remis en température : 65 °C à l'arrivée dans le service.
Le service des repas dans les collectivités répond à des règles strictes d'hygiène pour prévenir la multiplication des germes et les intoxications alimentaires.

Règle d'ORR

1 ORGANISATION

Prendre connaissance des malades à jeun qui doivent subir un examen ou qui ont un régime.

2 RÉALISATION

Efficacité

Les chariots repas à leur arrivée sont préparés, garnis et mis en température selon leur mode d'utilisation.
Au préalable pour **la liaison froide** : **séparer** les plats chauds des plats froids; **retirer** le plateau d'un malade absent, avant de le réchauffer et le mettre au réfrigérateur (maximum 2 h); **respecter** le temps de chauffage des aliments pour conserver leur saveur :

- installer le malade au lit, au fauteuil ou à table selon son état;
- vérifier que le plateau corresponde au malade et le distribuer en vérifiant que tous les éléments de confort soient présents;
- lorsque le malade a terminé son repas, récupérer son plateau, en vérifiant les restes alimentaires laissés et que la personne a bien pris les médicaments disposés près d'elle; au besoin l'aider à les prendre;
- réinstaller la personne.

Hygiène

Pour le repas :

- se laver les mains, revêtir une surblouse propre;
- vérifier que la vaisselle et que le plateau soient propres, ne pas mettre les doigts dans les verres ou dans les assiettes.

Après le repas :

• le repas terminé, ramasser la vaisselle sale, séparer les restes alimentaires et les jeter ainsi que les aliments non consommés;
• nettoyer avec une chiffonnette, trempée dans un nettoyant désinfectant et réservée à cet usage, le dessus de l'adaptable ou la table du malade;
• mettre la vaisselle à laver dans le lave-vaisselle, nettoyer le chariot repas.

Sécurité

• Dans le système **liaison froide, respecter** les règles de remise en température dès l'arrivée du chariot dans le service, **ne pas réchauffer** plusieurs fois un repas, **ne pas laisser** un plateau à température ambiante;
• contrôler si le plateau correspond au régime prescrit et que le malade n'est pas à jeun;
• mettre la sonnette à portée de main;
• prévenir les « fausses routes » alimentaires (voir fiche 12 page 36).

Confort

• Proposer aux malades le bassin, avant de commencer la distribution des repas;
• faire laver les mains et installer confortablement dans le fauteuil ou au lit en calant les reins avec un oreiller et placer l'adaptable à bonne hauteur;
• disposer le repas agréablement et vérifier que la personne dispose de tous ses couverts, serviette, carafe d'eau et verre, soigner la présentation pour stimuler l'appétit et servir les aliments chauds;
• si la personne ne le peut (bras handicapé, plâtre, grande fatigue, malade ou personne âgée dépendante) : ouvrir les barquettes, pots..., rompre les sachets, couper les aliments, éplucher les fruits, rompre le pain, etc.;
• aider à la prise des aliments et faire manger les personnes dépendantes;
• respecter le rythme de la personne, ne pas brusquer, s'assurer que la personne a bien avalé avant de proposer une autre cuillère, laisser le temps de « souffler » entre deux cuillères, faire des pauses, proposer à boire entre les bouchées;
• ne pas tout mélanger dans l'assiette (sucré et salé), surtout si le repas est mouliné;
• à la fin du repas, proposer une **hygiène dentaire**.

3 RELATION

Avec le malade

S'assurer de sa satisfaction pendant le service du repas, sinon lui demander pourquoi:

• respecter sans jugement les habitudes alimentaires ou les interdits liés à une culture;
• encourager la personne au cours du repas, ne pas brusquer ceux qui sont plus longs que les autres;
• ne jamais utiliser des manœuvres qui obligeraient une personne que l'on fait manger à ouvrir la bouche la bouche et avaler contre son gré le contenu de la cuillère;
• essayer de comprendre les raisons d'un refus de manger.

Avec l'équipe : noter le soin et transmettre

Transmettre toute remarque sur le déroulement du repas et le comportement de la personne :

• refus de manger, difficulté à déglutir, fausse route;
• dégoût, nausées, spasmes, hoquet, vomissements.

Noter sur la fiche alimentaire, les quantités absorbées et les aliments préférés (ex. : « a mangé 2 cuillères de pâtes, 3 bouchées de viande, 1/2 pot de yaourt »).

FICHE 12

Prévention des fausses routes

BUT Prévenir le passage intempestif d'aliments (ou de corps étrangers) dans les voies respiratoires, entraînant un risque d'asphyxie.

Ce que vous devez savoir

Le pharynx est le carrefour des voies aéro-digestives. C'est à ce niveau que va se passer la déglutition.
La déglutition comprend **2 temps principaux** : le *temps buccal* où la langue en se plaquant contre le palais va chasser les aliments mastiqués au fond de la gorge, et le *temps pharyngé,* où, par son action réflexe, la respiration s'arrête pour permettre d'avaler. Pour que cette action se produise sans incident, **des réflexes de sécurité** involontaires se mettent en place.
Le risque de fausses routes est total chez des malades qui ont perdu momentanément leur réflexe de sécurité : comas, opérés... Ils sont alors intubés (assistance respiratoire assistée) et ne sont jamais nourris par voie buccale, mais par sonde gastrique.
Sans être aboli, **le réflexe de déglutition peut être mis en difficulté** :
– *dans certaines pathologies* qui entraînent une sensation de gêne ou de blocage à la déglutition : c'est la dysphagie;
– *chez les personnes âgées* : ceci est dû au ralentissement de la motilité digestive et neuromusculaire;
– *lors des repas,* si les aliments surtout liquides sont donnés trop vite, en trop grande quantité : biberons des bébés, repas donnés aux personnes âgées;
– *lors des vomissements* par une inondation pharyngée.

Règle d'ORR

1 ORGANISATION

Se renseigner, avant de donner à manger à une personne (bébé, personne âgée) de sa capacité à avaler et de tous risques éventuels de fausses routes.

2 RÉALISATION

Efficacité

Appliquer avec précaution et rigueur les règles de sécurité.

Sécurité

- *Pour un bébé :*
  - donner le biberon, l'enfant étant en position demi-assise, tête surélevée;
  - fractionner l'alimentation, ne pas donner de trop grandes quantités à la fois;
  - ne pas mettre des tétines trop percées; interrompre le biberon de temps en temps;
  - après son biberon, coucher le bébé sur le côté pour assurer la prévention des fausses routes en cas de vomissements.

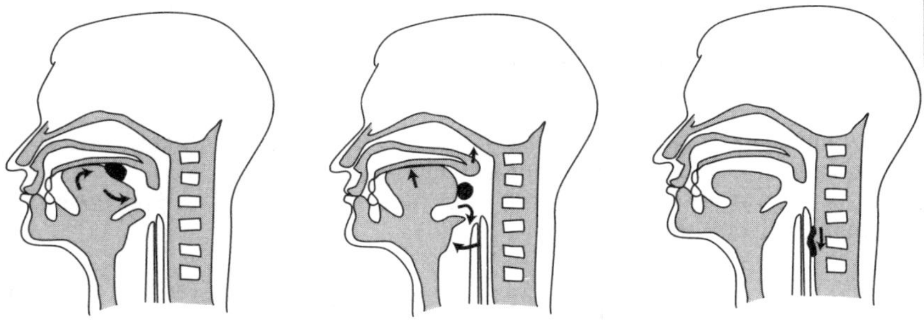

Temps buccal — *Temps pharyngé avec arrêt de la respiration* — *Temps œsophagien*

Pour une personne âgée :

• l'installer assise, bien droite, la tête légèrement fléchie, les pieds posés à plat sur le sol;

• donner des petits morceaux d'aliments, donner à boire lentement, ou à la cuillère ou à la pipette.

Confort

• Pour réduire le risque de fausse route de la personne âgée, on peut stimuler :
  – *le réflexe de déglutition* par l'ingestion d'aliments légèrement plus chauds ou plus froids que la température corporelle,
  – *la mastication* par des aliments salés ou sucrés (si le régime l'y autorise),
  – *la salivation* par des soins buccaux avant le repas en hydratant la bouche;

• privilégier les aliments tels : gelées, sorbets, soupes crèmes, aliments en purée, hachés, pilés, en cube; l'eau gélifiée;

• respecter des temps de pause entre les bouchées;

• se rappeler qu'on mange et digère mieux, quand on est détendu et qu'on a le temps de manger.

3 RELATION

Avec la personne

Parler et communiquer pendant l'administration du repas ou du biberon pour favoriser la détente et le plaisir.

Avec l'équipe : noter le soin et transmettre

Transmettre toute anomalie au moment du repas : hoquet, spasmes, nausées (haut-le-cœur), toux d'irritation, vomissements, coloration du visage ou pâleur.

Prévenir tout nouveau soignant (stagiaire, élève) qui prend en charge le repas d'une personne âgée, de tout risque éventuel de fausse route.

FICHE 13

Recueil des vomissements

BUT

Les vomissements sont les symptômes d'une affection. Leur recueil et leur observation permettront d'orienter le diagnostic.
Par sa présence, l'aide-soignant peut aider le malade à supporter ce moment souvent très pénible.

Ce que vous devez savoir

Le vomissement est le rejet brutal par la bouche du contenu de l'estomac. Il est différent de l'**éructation** qui est un renvoi gazeux, de la **régurgitation** qui est un reflux sans effort du contenu de l'œsophage (fréquent chez les bébés). **L'hémathémèse** est un vomissement de sang. Les vomissements sont quelquefois les effets indésirables de traitements lourds (cancer, sida) et difficiles à supporter.

Règle d'ORR

1 ORGANISATION

Si des signes (nausées) annoncent les vomissements, chercher rapidement :

Le matériel

- Matériel de **protection** : serviette, alèse, papier cellulose (sopalin);
- matériel de **récupération** : haricot ou cuvette.

puis, après les vomissements, le matériel :

- matériel d'**hygiène** et de **confort** : cuvette, gant, serviette, verre, mouchoir, change éventuel (chemise, drap).

2 RÉALISATION

Efficacité

- Agir avec rapidité s'il y a des signes avant-coureurs, aider le malade à trouver la meilleure position, le protéger des salissures et tenir le haricot;
- lui redonner les éléments de confort;
- recueillir les vomissements, les observer et en noter les caractéristiques.

Hygiène

Lorsque le malade a fini de vomir, éloigner le haricot, le couvrir :

- essuyer le visage, le rafraîchir à l'eau, lui proposer de se moucher, faire rincer la bouche;
- faire laver les mains et changer la chemise ou pyjama, le drap du lit si nécessaire et nettoyer.

Sécurité

⚠ Mettre un bébé, un opéré, un comateux en position latérale de sécurité. Pour le bébé, si les vomissements sont fréquents, la position orthostatique

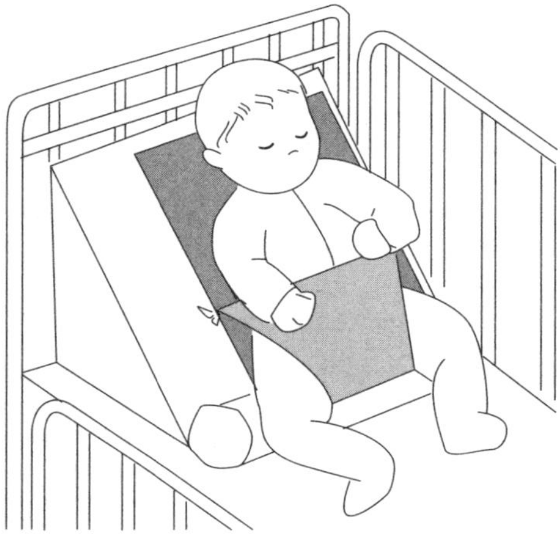

Orthostatisme

pourra être prescrite par le médecin, cette position ayant pour but de maintenir le thorax et l'abdomen en position verticale (voir fiche 12 page 36).

Confort

Pendant les vomissements :
• si le malade est allongé, faire tourner la tête sur le côté ou soutenir la tête en maintenant le haricot;
• l'aider s'il le peut à se mettre en position demi-assise;
• après avoir remis au propre, réinstaller confortablement, et proposer de faire rincer la bouche avec une solution rafraîchissante; si des nausées se manifestent encore, laisser près de la personne le haricot et la sonnette;
• aérer la pièce.

3 RELATION

Avec le malade

Rester près de la personne, rassurer par sa présence et son aide sans manifester de dégoût.

Avec l'équipe : noter le soin et transmettre

Transmettre vos observations et les caractéristiques des vomissements :
• le moment de leur apparition, l'horaire par rapport aux repas, en jet : avec ou sans effort;
• la fréquence : isolés ou répétés;
• la quantité : montrer éventuellement le haricot;
• leur aspect : alimentaires ou non, bileux (vert, jaune), fécaloïdes, sanglants, l'odeur;
• les signes d'accompagnement : fièvre, diarrhée.

FICHE 14

Préparation et administration des biberons

BUT Permettre au bébé qui n'est pas nourri au sein, d'absorber sa ration alimentaire lactée tout en satisfaisant son besoin de succion.

Ce que vous devez savoir

Les deux premiers mois, l'alimentation du bébé est exclusivement lactée.
Vers 3-4 mois, peut commencer le *sevrage* c'est-à-dire le passage d'une alimentation lactée liquide à une alimentation semi-solide. A partir de 5 mois commence la **diversification alimentaire**.
Les laits en poudre fabriqués à partir du lait de vache se divisent en 2 groupes selon l'âge de l'enfant : 0 à 4 mois : laits 1er âge; 5 à 12 mois : laits 2e âge.
Les laits en poudre se reconstituent à raison de 1 mesure rase de lait pour 30 ml d'eau minérale. Araser une mesure, c'est la remplir de poudre et passer un couteau **au ras** pour éliminer le surplus.
L'entretien d'un biberon répond à des **règles d'hygiène strictes,** pour éviter la prolifération de germes responsables d'infections alimentaires gravissimes chez le nouveau-né et le nourrisson.
Il existe deux méthodes de stérilisation des biberons : **à chaud** : vapeur d'eau sous pression (autoclave) ou ébullition (stérilisateur) et **à froid** : contact prolongé avec une solution bactéricide.

Règle d'ORR

1 ORGANISATION

Installer sur un plan de travail propre et désinfecté.

Le matériel

- Biberon + tétine et support + capuchon stériles;
- assiette, couteau, mesurette, boîte de lait en poudre, eau minérale, protection (bavoir).

2 RÉALISATION

Efficacité

- Verser dans le biberon la **quantité d'eau désirée**, faire tiédir l'eau au bain-marie ou au chauffe-biberon;
- verser le **nombre de mesurettes** de poudre arasées avec le couteau, mélanger la préparation en roulant le biberon entre les mains;
- administrer le biberon après contrôle de la température.

Hygiène

Bien se laver les mains avant toute manipulation.

• le biberon doit être stérilisé : verre, tétine, et capuchon. En collectivité, le matériel annexe (assiette, couteau, …) est stérile.

Stérilisation :

• après utilisation, le biberon et la tétine sont rincés aussitôt à l'eau courante froide, les laver à l'eau savonneuse et brosser à l'aide d'un écouvillon, rincer, égoutter;

• stériliser le biberon à l'autoclave dans les collectivités ou : **à chaud** par ébullition pendant 15 min; **à froid** par contact, 30 à 90 min selon la solution employée.

Sécurité

• Après le lavage du biberon, aucune trace de lait ne doit subsister (risque de multiplication de germes); suivre rigoureusement les règles de stérilisation propres à chaque méthode;

• vérifier les dates de péremption et d'ouverture de la boîte de lait en poudre (conservation 15 jours à 1 mois maximum après ouverture), ne conserver l'eau minérale ouverte que 24 h au réfrigérateur;

• **ne jamais chauffer un biberon au micro-ondes**, qui chauffe **à cœur**: la paroi du biberon reste tiède alors que le cœur du biberon est brûlant;

• toujours contrôler la température du lait avant de l'administrer, en faisant tomber une goutte de lait sur le dessus de la main;

• ne jamais laisser un bébé seul avec son biberon;

• ne pas donner un biberon avec un débit trop rapide, car il y a risque de fausse route.

Confort

Le biberon doit être donné dans le calme, le bébé est confortablement installé dans le creux du bras, tête surélevée :

• vérifier que le trou de la tétine ou que sa vitesse (I, II ou III) soit adapté à la consistance de la préparation pour que le bébé ne s'épuise à tirer sur une tétine pas assez percée ou ne soit submergé par un jet trop rapide;

• tenir le biberon suffisamment relevé pour ne pas faire avaler d'air au bébé, faire des temps de pause en respectant le rythme de l'enfant;

• ne pas forcer un bébé qui refuse de terminer son biberon (lui faire faire un renvoi et reproposer le biberon);

• à la fin du biberon, tenir le bébé droit contre soi pour favoriser le renvoi d'air (rot).

3 RELATION

Avec le bébé

• Respecter l'appétit de l'enfant et son rythme pour que manger reste un plaisir.

• Donner le biberon avec attention et disponibilité pour favoriser les échanges et parler au bébé.

Avec l'équipe : noter le soin et transmettre

Transmettre l'administration du biberon ainsi que toute anomalie dans le comportement du bébé :

• cris, pleurs;

• hoquet, renvois importants, régurgitations, vomissements.

FICHE

15 Mise au sein du bébé

BUT La mise au sein permet au bébé de satisfaire « à la demande » son besoin de se nourrir tout en privilégiant la relation affective avec sa mère.

Ce que vous devez savoir

Le lait maternel est riche en anticorps et est rapidement digéré. La succion du sein par le bébé favorise la sécrétion lactée.

La mise au sein demande des règles d'hygiène pour prévenir les complications : crevasses ou infections du sein.

La crevasse mammaire est une lésion au niveau du mamelon (elle peut être la porte d'entrée d'une infection). La maman peut alors utiliser **un tire-lait** : c'est un appareil qui va permettre de mettre le mamelon au repos, par un système d'aspiration manuel ou électrique.

Règle d'ORR

1 ORGANISATION. RÉALISATION

Efficacité

- Le bébé est mis au sein lorsqu'il en fait la demande (ne pas le réveiller);
- laisser le bébé au sein 10 min environ de chaque côté, lorsque la lactation sera bien installée, le bébé ne tétera qu'un sein par tétée (en alternance);
- la tétée terminée, faire faire le renvoi au bébé.

Hygiène

- La maman doit se laver les mains et nettoyer le mamelon avec une compresse imbibée d'eau, avant et après chaque tétée;
- après la tétée, bien sécher le mamelon;
- en cas d'utilisation du tire-lait, laver le matériel à l'eau et au savon, le stériliser.

Sécurité

- Appliquer les règles d'hygiène pour éviter l'infection du sein;
- limiter la durée de la tétée (ne pas dépasser 20 min sur un sein) pour prévenir le risque de crevasses (ce sont dans les premières minutes que le bébé prend pratiquement sa ration, après il « tétouille » le bout de sein, ce qui augmente le risque);
- laisser au minimum 2 h entre les deux tétées : le temps de la digestion du lait maternel.

Confort

L'installation de la maman est primordiale pour son confort et celui de son bébé; choisir de préférence un fauteuil pour avoir le dos et le bras bien soutenus :
- le bébé doit avoir la tête surélevée, à hauteur du sein, il doit pouvoir prendre sans difficulté le mamelon;
- pour respirer correctement, son nez doit être dégagé du sein.

2 RELATION

Avec la maman

Être à son écoute et instaurer un climat de confiance pour lui permettre d'exprimer ses craintes ou ses difficultés.

Avec l'équipe : noter le soin et transmettre

Transmettre vos observations sur le comportement de la mère et de l'enfant et toutes anomalies au niveau du sein : fissures, gerçures, douleurs, saignements.

IV

BESOIN D'ÉLIMINER

FICHE

16 Pose d'urinal

BUT Permettre à l'homme malade alité, qui ne peut se déplacer, d'éliminer ses urines. Le recueil et l'observation des urines peuvent aider au diagnostic ou à suivre l'évolution de la maladie.

Ce que vous devez savoir

L'urine sécrétée par le rein et recueillie dans la vessie est un liquide organique qui permet l'élimination des déchets. La **miction** est l'action d'uriner. La vessie contient environ 300 ml.
La **diurèse** est le volume des urines émises en 24 h. La quantité moyenne est de 1,5 litre environ.
L'incontinence urinaire est l'incapacité à retenir ses urines.
L'urine normale est de couleur jaune pâle, claire, limpide et stérile à l'émission. D'odeur fade, elle dégage au contact de l'air une odeur d'ammoniaque très désagréable. Les urines trop longtemps conservées deviennent rapidement un milieu de culture pour les micro-organismes, pouvant être à l'origine d'infections nosocomiales.

Règle d'ORR

1 ORGANISATION

Se renseigner sur ce que l'on doit faire des urines : diurèse en cours? examens de laboratoire?

Matériel

Un urinal (appelé aussi **pistolet**) en verre épais ou en plastique, essuie-tout (sopalin) ou papier-toilette.

2 RÉALISATION

Efficacité

L'urinal est placé à la demande du malade ou proposé régulièrement dans la journée (le matin au réveil..., avant le repas..., le soir au coucher...), répondre à l'appel une fois la miction terminée (sonnette).
Ne garder les urines que si cela est nécessaire (diurèse ou examens) ou si elles présentent des anomalies, pour les montrer à l'infirmier. Les jeter dans les toilettes ou dans les bocaux réservés à cet usage.

Hygiène

L'urinal est individuel, utiliser des gants à usage unique en cas d'infection urinaire ou suspicion :
• bien vider l'urinal et bien le rincer après chaque miction, le nettoyer une fois par jour au savon liquide ou avec un produit nettoyant désinfectant; veiller à ce qu'il n'y ait pas de dépôt, rincer;
• l'urinal vide ou plein ne doit pas être posé sur l'adaptable, ni sur la table de chevet et ne doit pas être posé à terre, car il peut être source de contamination; après usage, replacer l'urinal dans son support au niveau de la table de chevet ou sous le lit sur un support métallique;

• **cas spécial :** les urines d'un malade contagieux doivent être décontaminées (mise en contact avec un désinfectant avant d'être jetées).

Confort

Certains malades même alités sont susceptibles d'utiliser seuls l'urinal à condition qu'il soit facile d'accès. Si le malade le peut, lui laisser placer lui-même l'urinal :
• répondre rapidement à l'appel du malade pour lui retirer l'urinal. Si exceptionnellement on ne peut répondre vite à l'appel, proposer au malade de déposer l'urinal sur un sopalin sur une chaise;
• ne pas laisser traîner un urinal plein, ce qui est désagréable à la vue comme à l'odeur.

Sécurité

• Si l'urinal est en verre, vérifier que les bords ne soient pas ébréchés;
• un contact prolongé d'un urinal contre les organes génitaux (verge, bourses) peut entraîner des irritations locales, voire même des escarres;
• un contact prolongé de la verge dans un urinal plein d'urines peut entraîner une infection ascendante de l'arbre urinaire.

3 RELATION

Avec le malade

Donner l'urinal avec naturel, discrétion, rapidité; respecter les habitudes hygiéniques :
• si l'aide-soignant place l'urinal, saisir la verge avec l'intermédiaire d'une compresse ou d'un essuie-tout et non pas à mains nues. Dans une chambre à 2 lits, se mettre entre les 2 lits pour faire paravent de son corps, recouvrir le malade et s'éloigner pendant la miction;
• être particulièrement attentif et disponible auprès d'une personne partiellement incontinente urinaire (existence de pertes ou fuites).

Avec l'équipe : noter le soin et transmettre

Transmettre vos observations. Prévenir l'infirmier devant :
• un malade qui saigne en urinant : **hématurie**;
• un malade qui souffre en urinant (impression de brûlures) : **dysurie**;
• un malade qui urine souvent mais peu à la fois : **pollakiurie**;
• un malade qui présente une diminution du volume de ses urines : **oligurie**;
• un malade qui présente une augmentation du volume de ses urines : **polyurie**;
• un malade qui n'urine pas : **anurie** (absence d'urines dans la vessie) ou **rétention** (absence de miction bien que la vessie soit pleine).

Signaler :
• **toutes anomalies au niveau de la couleur et la limpidité des urines** : présence de sang : **hématurie**; présence de pus : **pyurie**; des urines **troubles** (flocons ou précipitations lors de certaines infections); des urines **foncées** (en cas de fièvre ou déshydratation); des urines **brun acajou** (en cas d'ictère). Certains médicaments ou aliments peuvent colorer les urines;
• **toutes anomalies au niveau de l'odeur** : ex. : odeur de **pomme reinette** en présence d'acétone.

FICHE 17

Recueil non stérile des urines chez l'enfant et l'adulte

BUT Prélever des urines pour y pratiquer une analyse cytologique (examen des cellules) ou chimique des urines (recherche sucre - albumine - acétone).

Ce que vous devez savoir

Les analyses d'urines sont effectuées sur des urines fraîchement émises (certains corps sont volatiles).
L'examen chimique des urines ne nécessite pas un recueil aseptique.
Par contre une recherche bactériologique de germes dans les urines (ECBU : examen cyto-bactériologique des urines) nécessite un prélèvement stérile et relève de la **compétence de l'infirmier**.

Règle d'ORR

1 ORGANISATION

Matériel

- **Chez l'adulte** : récipient pour recueillir les urines : verre à pied, urinal, bassin;
- **chez l'enfant** : matériel pour la toilette du siège : poche à urine qui comprend une découpe centrale (adaptée pour la fille ou le garçon) et une zone adhésive qui sera appliquée autour des organes génitaux de l'enfant;
- flacon du laboratoire étiqueté au nom du malade.

2 RÉALISATION

Efficacité

Pour avoir des urines fraîches, demander à l'adulte d'appeler dès que les urines sont émises; surveiller chez l'enfant l'émission d'urines.

Si le malade n'arrive pas à uriner, faciliter en faisant couler de l'eau dans le lavabo.

Hygiène

- Le récipient qui recueille les urines doit être propre et sec,
- avant de poser la poche chez l'enfant, faire la toilette du siège et bien sécher.

Confort

- Remettre au malade le récipient et s'éloigner en lui remettant la sonnette,
- chez l'enfant, détacher la poche avec douceur.

3 RELATION

Avec le malade

L'informer de l'examen et lui expliquer le soin et ce qu'on attend de lui.

Avec l'équipe : noter le soin et transmettre

Transmettre que le recueil a été effectué et porter les urines au laboratoire en s'assurant que le bon d'examen est présent et rempli.

FICHE 18

Mesure de la diurèse

BUT Recueillir les urines émises sur 24 h pour en évaluer la quantité et établir une courbe de surveillance (voir définition de la diurèse fiche 16).

Ce que vous devez savoir

La diurèse varie physiologiquement selon la transpiration et les boissons ingérées. Certains médicaments, les **diurétiques**, ont pour but de faire augmenter la diurèse.

Règle d'ORR

1 ORGANISATION

Un bocal gradué muni d'un couvercle, étiqueté (nom, prénom du malade, heure de début).

2 RÉALISATION

Efficacité

La mise en route d'une diurèse se fait à partir d'une vessie vide :

- faire uriner le malade, jeter les urines, noter l'heure (par ex. 8 h);
- toute la journée et toute la nuit jusqu'au lendemain à 8 h, garder les urines en les mettant dans le bocal;
- le lendemain à 8 h, faire uriner le malade et mettre ses urines dans le bocal.

Mesurer la quantité d'urines recueillie dans le ou les bocaux et établir la courbe sur la feuille de température.

Pour éviter les causes d'erreurs :

- bien étiqueter les bocaux pour ne pas les confondre avec ceux du voisin;
- prévenir du soin le malade, ses proches et l'équipe soignante;
- prévoir suffisamment de bocaux, la famille, pour ne pas déranger, pouvant être amenée à vider elle-même les urines.

Hygiène. Confort

- Le bocal doit être propre, sec et bien fermé (odeurs);
- lors du transvasement des urines dans le bocal, ne pas souiller le sol;
- après relevé de la diurèse, les urines sont jetées, les bocaux nettoyés et rincés et séchés avant d'être remis pour une nouvelle diurèse;
- utiliser des gants à usage unique pour toutes ces manipulations.

3 RELATION

Avec le malade

Bien expliquer au malade sa participation active et s'assurer qu'il ait bien compris les consignes suivantes : ne pas uriner aux toilettes, uriner avant d'aller à la selle; prévenir s'il a eu des fuites ou des oublis ou erreurs.

Avec l'équipe : noter le soin et transmettre

Transmettre la couleur et l'aspect des urines, établir la courbe (courbe tracée ou zone hachurée) et noter «urines perdues» s'il y a eu des erreurs.

FICHE 19

Change d'une poche à urines reliée à un étui pénien

BUT Désadapter la poche à urines de l'étui pénien, lorsqu'elle est pleine ou souillée, pour la remplacer par une poche vide et propre.

Ce que vous devez savoir

Une poche à urines peut être reliée :
– **à une sonde vésicale**. C'est un système stérile qui exige des manipulations totalement aseptiques, pour la pose de la sonde et le change de la poche et relevant **de la compétence de l'infirmier**;
– **à un étui pénien**. C'est un système externe qui exige des règles d'hygiène strictes pour la pose de l'étui et le change de la poche et qui relève **de la compétence de l'aide-soignant**.

	Compétence IDE	*Compétence AS*
Pose de sonde vésicale. **Soin stérile**	oui	non
Change de la poche reliée à une sonde vésicale. **Soin stérile**	oui	non
Pose d'un étui pénien. *Soin d'hygiène*	oui	oui
Change d'une poche reliée à un étui pénien. *Soin d'hygiène*	oui	oui

Règle d'ORR

1 ORGANISATION

Matériel

• Selon le niveau d'exigence du service, le protocole mis en place et le type de pathologies, le soin peut être pratiqué avec des compresses stériles ou non (biologiquement propres) et avec utilisation d'antiseptique ou non (type dakin ou chlorexydrine);
• poche à urines, pince à clamper, gants à usage unique.

2 RÉALISATION

Efficacité

• Clamper l'extrémité de l'étui pénien au début du soin,
• désadapter la poche de l'étui pénien en utilisant une compresse de protection au niveau du raccord,
• reconnecter l'étui pénien avec la nouvelle poche; déclamper.

Hygiène

Le soin, s'il n'est pas stérile, doit être fait avec des règles d'hygiène strictes :
• se laver les mains; mettre des gants à usage unique;
• effectuer le soin en respectant les exigences d'hygiène du service ou le protocole existant;

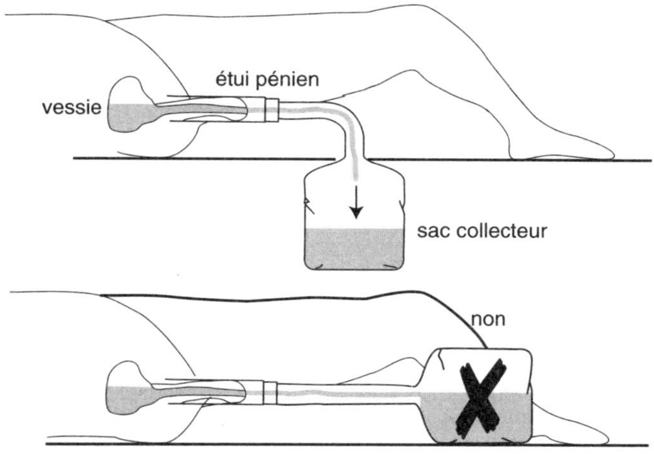

Poche à urines reliée à étui pénien

• éviter les fuites d'urine au moment de la manipulation : en clampant l'extrémité de l'étui pénien et en utilisant le capuchon de la poche neuve pour recapuchonner la poche pleine d'urines;
• la poche ne doit pas être posée à terre et sera vidée dans le pot à diurèse ou dans les toilettes.

Sécurité

La poche à urines doit toujours se trouver plus bas que le niveau de la vessie : une poche située **au même niveau** que la vessie **empêche** l'écoulement de l'urine, provoquant une stase urinaire avec risque d'infection. Il faut donc une poche située **plus bas que le niveau** de la vessie **qui permette** l'écoulement de l'urine.

Confort

• Changer la poche régulièrement avant qu'elle ne soit trop lourde ou trop pleine, ou lors des déplacements du malade (examens…) et à sa demande avant des visites;
• bien installer le malade après le change en vérifiant que le tube de raccord ne soit pas plié, coudé, écrasé;
• le sac peut être fixé en contrebas du lit, du fauteuil ou selon les désirs du malade sur lui-même (sa jambe) et caché par son pyjama.

3 RELATION

Avec le malade

Bien lui expliquer que la poche doit toujours se trouver en contrebas par rapport à lui.

Avec l'équipe : noter le soin et transmettre

Transmettre à l'infirmier : le volume, éventuellement l'aspect, la couleur, l'odeur (voir fiche 16 p. 44).

FICHE 20

Vidange d'un collecteur d'urines relié à une sonde vésicale

BUT Vider une poche remplie d'urines, par l'intermédiaire d'un robinet, pour limiter les manipulations et les risques de contamination.

Ce que vous devez savoir

La sonde vésicale à demeure est introduite dans la vessie. Le **risque majeur** est **l'infection urinaire**. Toutes les manipulations aseptiques liées à la sonde et son raccord au collecteur relèvent de **la compétence de l'infirmier**.
Le sac collecteur d'urines est équipé d'une valve antireflux qui empêche la remontée des urines et des microbes. Un robinet de vidange permet d'éliminer les urines. Le sac peut ainsi rester en place plusieurs jours. La vidange de ce collecteur **peut relever de la compétence de l'aide-soignant**.

Règle d'ORR

1 ORGANISATION

Matériel

- Gants à usage unique;
- compresses stériles + antiseptique et bocal pour recueillir les urines.

2 RÉALISATION

Efficacité

Ouvrir le robinet au-dessus du bocal. Laisser écouler les urines. Fermer le robinet.

Hygiène

Se laver les mains. Mettre des gants. Suivre le protocole du service s'il existe :
- préférer des compresses stériles avec utilisation d'un antiseptique;
- ne pas toucher le robinet avec les doigts;
- le désinfecter à l'ouverture et à la fermeture avec une compresse imbibée d'un antiseptique;
- le robinet de vidange ne doit pas toucher les bords du bocal;
- si le sol a été souillé par des fuites d'urines, laver et désinfecter une fois le soin achevé.

Au moment de la toilette génitale, laver la sonde à l'eau et au savon (en partant du méat vers l'extérieur) et désinfecter ensuite avec une compresse imbibée d'antiseptique.

Sécurité

⚠ Se rappeler que **les infections urinaires sont en tête des infections nosocomiales** et que toute manipulation du sac collecteur demande de la part de l'aide-soignant une **rigueur totale** dans le respect des règles d'hygiène et d'asepsie.

- le sac collecteur doit toujours se trouver plus bas que le niveau de la vessie;

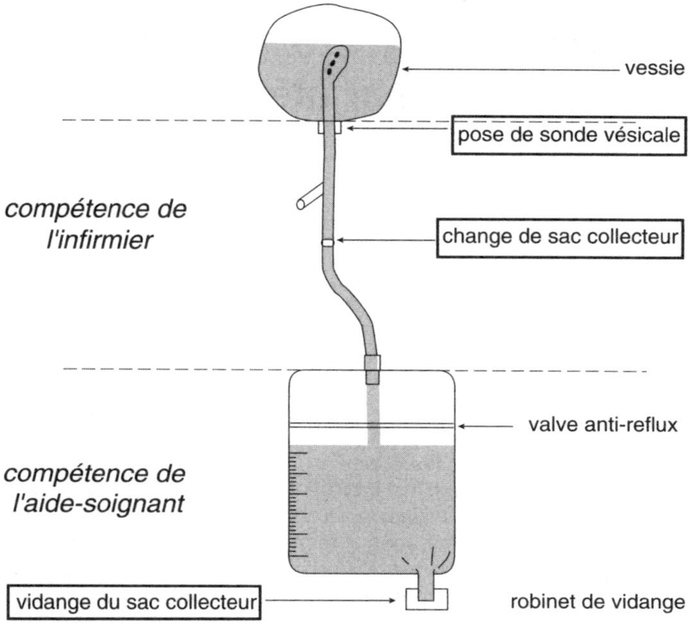

Vidangeur ou collecteur (faire particulièrement attention aux points sensible signalés par les encadrés)

- en cas de mobilisation du malade (retournement, transfert, etc.), si le collecteur doit passer au-dessus du malade, clamper la sonde pour éviter un reflux éventuel;
- surveiller que les urines s'écoulent régulièrement dans le sac;
- veiller à ce qu'il n'y ait pas de fuites au niveau du robinet ou au niveau de la sonde et de son raccord;
- en installant le malade, vérifier toujours que la sonde soit bien en place, ni pliée, ni coudée, ni écrasée sous le malade.

Confort

S'assurer que le sac est bien fixé soit avec un crochet de suspension, ou attaché au lit ou au fauteuil. Vidanger la poche lorsqu'elle est pleine.

3 RELATION

Avec le malade

L'informer du soin et bien lui expliquer que la poche doit se trouver en contrebas et qu'il n'hésite pas à appeler pour toute anomalie (fuites, gêne, etc.).

Avec l'équipe : noter le soin et transmettre

Transmettre le volume vidangé; l'aspect, la couleur, l'odeur des urines et toute anomalie (voir fiche 16 page 44).

FICHE 21

Recherche de glucose, protéines, acétone dans les urines par méthode à lecture instantanée

BUT

Rechercher dans les urines toute présence anormale d'éléments tels que : albumine, sucre et acétone.

Ce que vous devez savoir

La recherche d'albumine, sucre, acétone se fait pour tout malade entrant et à la demande du médecin. Elle permet de dépister certaines maladies de l'arbre urinaire : néphropathies ou diabète.
L'**albuminurie** est la présence d'albumine dans les urines. La **glycosurie** est la présence de sucre dans les urines. L'**acétonurie** est la présence d'acétone dans les urines.
Les **tests urinaires** à lecture instantanée sont d'un emploi pratique, facile et rapide mais doivent être utilisés avec rigueur, pour ne pas être source d'erreurs. Les tests existent sous 2 formes : bandelettes ou comprimés. L'examen d'urine met en contact l'urine et le réactif instauré par le laboratoire. La lecture se fait par comparaison de la bandelette ou du comprimé avec le modèle qui est une échelle colorimétrique qui entoure le flacon.

Règle d'ORR

1 ORGANISATION

Demander à la personne d'uriner. Les analyses se pratiquent sur des urines fraîchement émises.

Matériel

Verre à pied + urines; compte-gouttes; tube à essai; trotteuse et selon l'analyse demandée :
- **flacon de bandelettes** par exemple : *Multistix* (recherche albumine, sucre, acétone), *Albustix* (recherche albumine seule), *Kéto-diastix* (recherche sucre, acétone);
- **flacon de comprimés** par exemple : *Clinitest* (recherche sucre), *Acétest* (recherche acétone).

2 RÉALISATION

Efficacité

- *Pour l'analyse avec les bandelettes :*
  - sortir une bandelette adaptée à la recherche demandée; la tremper dans l'urine; éliminer l'excès d'urines, attendre le temps indiqué (trotteuse);
  - comparer les zones réactives de la bandelette avec l'échelle colorimétrique du flacon.
- *Pour l'analyse avec les comprimés :*

Pour le sucre : dans un tube propre mélanger dans l'ordre : 5 gouttes d'urine, 10 gouttes d'eau mesurées avec le compte-gouttes et le comprimé de recherche de sucre (*Clinitest*).

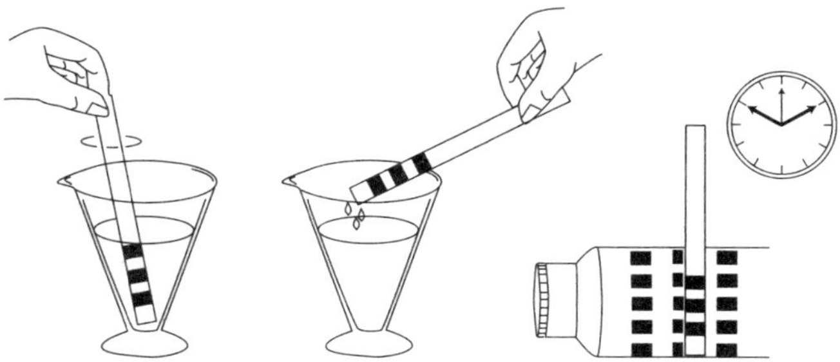

Analyse d'urines

Pour l'acétone : faire tomber une goutte d'urine sur le comprimé de recherche d'acétone (*Acétest*) :
- attendre la réaction chimique, respecter les temps de lecture;
- comparer les résultats avec l'échelle colorimétrique propre à chaque flacon.

Hygiène

Le récipient qui recueille l'urine est bien rincé à l'eau claire et séché. Le réactif ne doit pas être en contact avec des traces de détergent ou de l'eau de javel (risque d'entraîner de faux positifs).

Sécurité

Les règles suivantes sont **impératives** si on ne veut pas induire de fausses réactions qui seraient dommageables pour le malade :
- lire attentivement le mode d'emploi pour tout nouveau réactif;
- vérifier la date de péremption du flacon (ne pas utiliser au-delà);
- conserver le flacon à l'abri de la chaleur (au-dessous de 30 °C), de la lumière et de l'humidité; ne pas stocker au réfrigérateur;
- ne pas toucher les zones réactives des bandelettes;
- ne pas enlever le sachet dessiccant qui absorbe l'humidité;
- bien refermer le flacon immédiatement après avoir retiré la bandelette ou le comprimé;
- respecter impérativement les temps de lecture qui peuvent aller de la lecture immédiate à 1 min;
- ⚠ en lisant la bandelette, repérer si une autre plage de couleur vire : ex. : sang ou pH et le signaler à l'infirmier;
- les comprimés sont caustiques, ne pas laisser à portée des enfants.

Confort

Si la personne ne peut uriner tout de suite, lui donner le verre à pied et lui demander de vous appeler.

3 RELATION

Avec le malade

Expliquer à la personne le soin et ce qu'on attend d'elle.

Avec l'équipe : noter le soin et transmettre

Transmettre toutes anomalies : présence de sang, pus, dépôts. Noter le nombre de + (croix) lues sur l'échelle colorimétrique.

FICHE 22

Pose de collecteur externe d'urines. L'étui pénien

BUT

L'étui pénien est un étui en latex, percé d'un orifice, que l'on adapte sur la verge du patient pour permettre de recueillir les urines et les collecter dans un sac.

Ce que vous devez savoir

Ce système évite les inconvénients du sondage vésical et les risques inhérents à la sonde (spécialement les infections urinaires). Il est réservé aux hommes qui présentent une **incontinence urinaire** ou une **contre-indication au sondage vésical**. Ce système étant totalement externe, **l'aide-soignant peut prendre en charge complètement ce soin** (compétence AS) : toilette génitale; change de l'étui pénien et change du sac collecteur.

Règle d'ORR

1 ORGANISATION

Matériel

- Pour une toilette génitale (voir fiche 6 p. 18);
- éventuellement rasoir et gants à usage unique;
- étui pénien + joint de fixation ou étui pénien avec adhésif incorporé; poche à urines.

2 RÉALISATION

Efficacité

- Enrouler le joint de fixation autour de la verge à la racine du pubis;
- enfiler l'étui sur la verge, le dérouler et le faire adhérer sur la partie adhésive du joint de fixation;
- raccorder l'étui à une poche à urines.

Économie

Choisir un étui pénien de taille adaptée.

Hygiène

Changer le système (étui + joint) tous les jours après la toilette génitale. Pour retirer l'étui précédent, le rouler sous les doigts.

Sécurité

En enroulant le joint autour du pénis, conserver le film plastique (côté extérieur) pour éviter d'étirer le joint un peu élastique, ce qui aurait pour effet de trop serrer le pénis (retirer ensuite le film plastique).

Confort

Si nécessaire proposer au malade de raser les poils ce qui permettra une meilleure adhérence du dispositif, et sans douleur.

• L'étui pénien s'adapte sur le joint de fixation : ne pas remplacer ce dernier par du sparadrap, ce qui entraînerait un grand inconfort pour le malade, au moment de lui retirer;

• le joint de fixation étant très adhésif par rapport au latex, retirer un gant à usage unique au moment de la pose pour éviter qu'il n'adhère au joint et n'entraîne des difficultés d'adaptation;

• reposer un nouvel étui pénien après s'être assuré de l'intégrité de la peau.

3 RELATION

Avec le malade

Le prévenir et lui expliquer le soin, et l'intérêt de ce système. Agir avec tact et douceur.

Avec l'équipe : transmettre

Transmettre à l'infirmier la présence d'une rougeur, d'une irritation, d'une lésion au niveau de la verge et noter le soin.

FICHE 23 Pose de bassin

BUT

Permettre au malade alité qui ne peut se déplacer, d'éliminer les selles chez l'homme, et les urines et les selles chez la femme. Le recueil des selles et leur observation peuvent aider au diagnostic ou au suivi de l'évolution de la maladie.

Ce que vous devez savoir

Les selles sont les déchets de la digestion, elles sont constituées des résidus alimentaires non digérés et de microbes qui constituent la flore microbienne.
Le transit intestinal est la progression des aliments à l'intérieur du tube digestif. Il se fait grâce aux mouvements inconscients de l'intestin : le **péristaltisme**. Selon les habitudes de vie et le rythme de vie de la personne, le transit intestinal peut être accéléré ou ralenti.
La selle normale chez l'adulte est quotidienne, spontanée, moulée, de couleur brune, elle s'accompagne de gaz. Son volume est d'environ 200 g. La **défécation** est l'action d'aller à la selle. L'**incontinence fécale** est l'incapacité à retenir ses selles.

Règle d'ORR

1 ORGANISATION

Se renseigner sur ce que l'on devra faire des selles : examen de laboratoire demandé ?

Matériel

Un bassin de lit en acier inoxydable ou en plastique ; essuie-tout (sopalin) ; papier-toilette.

2 RÉALISATION

Efficacité

Le bassin est proposé et placé à la demande du malade. Plus fréquemment chez la femme (selles et urines) que chez l'homme (selles uniquement) :
- si on doit conserver les urines pour un examen, demander au malade d'uriner avant de déféquer ;
- si les selles présentent des anomalies, les couvrir, les garder pour les montrer à l'infirmier ;
- jeter les selles dans les toilettes si elles ne doivent pas être conservées.

Hygiène

Le bassin est individuel et personnel, il est désinfecté régulièrement et à la sortie du malade :
- au préalable, disposer une feuille de sopalin au fond du bassin ;
- utiliser des gants à usage unique pour toute manipulation du bassin ;

Prévention de l'incontinence urinaire

FICHE 24

BUT Mettre en place des actions préventives pour éviter qu'une personne, qui serait « sujette à risque d'incontinence urinaire » de par sa pathologie ou son vieillissement, ou qui présenterait des fuites urinaires, n'évolue vers une incontinence urinaire définitive.

Ce que vous devez savoir

L'incontinence urinaire est une perte involontaire de ses urines. Elle peut être temporaire (par la présence de fuites) ou définitive. Elle affecte la personne moralement qui en éprouve souvent de la honte. Toute **incontinence temporaire** doit donner l'espoir à la personne, avec la mise en place de soins adaptés, de retrouver la maîtrise de son élimination et l'estime d'elle-même.

Certaines pathologies et le vieillissement modifient le processus de continence en agissant :

– soit au niveau de la vessie : en la rendant excitable, hyperactive, se contractant de façon incontrôlée, provoquant parfois des fuites souvent précédées d'un **besoin impérieux**, urgent, intense, douloureux; ou en la rendant atone (molle) : la personne ne ressent plus le besoin d'uriner;

– soit au niveau des sphincters vésicaux : en diminuant l'efficacité de leur « verrouillage » (ceux-ci agissant comme un robinet). **En cas d'effort :** rire, toux éternuement, le sphincter de la vessie ne peut plus jouer son rôle entraînant des fuites.

L'incontinence ***temporaire*** peut être favorisée par des facteurs dits « **précipitants** » tels que :

– des épisodes pathologiques aigus : hyperthermie, déshydratation, les effets secondaires de médicaments;

– des facteurs d'irritation vésicale : constipation, fécalome, infection urinaire, port d'une sonde urinaire;

– une perte de la mobilité : marche douloureuse, essoufflement, hypotension orthostatique (avec peur de tomber);

– des facteurs affectifs : traumatisme affectif ou psychologique, syndrome dépressif.

Mais aussi par des facteurs qui touchent surtout les personnes âgées et qui nous concernent particulièrement en tant que soignants :

Une modification récente de l'environnement	*Un environnement inadapté*	*Un comportement inadapté du personnel*
– Une hospitalisation, un changement de chambre. – Une perte de repères. – Le stress, l'anxiété.	– Une difficultés d'accèsaux toilettes : locaux mal indiqués, mauvais éclairage…	– Une réponse trop tardive à l'appel. – Des actes en série qui perturbent les habitudes de vie. – Des attitudes autoritaires, de reproche.

24

Face à des fuites urinaires, on ne doit pas cataloguer la personne comme « incontinente » et tout doit être tenté pour éviter que cette incontinence de « circonstance » ou temporaire ne devienne définitive.
Tous les membres de l'équipe et la famille doivent participer à la mise en place d'un programme de soins.

Règle d'ORR

1 ORGANISATION

- respecter les rythmes d'excrétion propres [illegible]
- amener régulièrement la personne [illegible] le bassin, plus particulièrement au réveil, avant et ap[illegible] les [illegible]cher;
- en cas de WC trop éloignés, mettre une chaise [illegible] un bassin à proximité;
- vérifier que l'accès aux toilettes soit dégagé et qu'il n'y ait pas d'obsta[cle] sur le parcours des toilettes (tabouret, chaise, porte difficile à ouvrir…).

2 RÉALISATION

Efficacité

⚠ • Répondre rapidement à chaque appel, d'autant plus chez les person[nes] manifestant un besoin impérieux, donc urgent.
• Faire boire et encourager à boire (1,5 l à 2 l par jour, sauf contre-indic[a]tion) pour lutter contre la déshydratation et les infections urinaires.
• Éviter de donner des liquides diurétiques comme le café, le thé, le jus de pamplemousse, le cacao et l'alcool chez une personne « à risque d'incontinence ». Si la personne désire en boire, penser à la faire uriner une demi-heure après.
• Conseiller d'éviter de boire de l'eau froide qui stimule la miction : fontaine réfrigérante.
• Connaître l'existence ou non de la prise de diurétiques, en repérer éventuellement le lien avec des horaires de fuites diurnes ou nocturnes. Transmettre à l'infirmier.
⚠ • Ne pas mettre systématiquement de « protection » à la personne sous prétexte qu'elle a eu des fuites ou un incident d'incontinence. La décision doit se prendre en équipe et avec l'accord de la personne elle-même.
• Repérer grâce à la présence de « grille mictionnelle » les horaires d'élimination de la personne et lui proposer le bassin ou les toilettes.

Exemple de feuille de surveillance mictionnelle hebdomadaire

Inscrire M pour Mouillé chaque fois qu'il y a incontinence.

	6 h	8 h	10 h	12 h	14 h	16 h	18 h	20 h	22 h
Lundi	bassin			M		bassin		bassin	
Mardi	M			bassin		bassin			M
Mercredi	bassin			M	bassin			bassin	
Jeudi	M	bassin		bassin			bassin		bassin
Vendredi		bassin		bassin		bassin			bassin
Samedi	bassin			M			bassin		bassin
Dimanche		bassin		bassin			bassin		bassin

Hygiène

• En cas de fuites, changer les vêtements ou la literie le plus vite possible;
• procéder à une toilette intime en cas d'incontinence et lors de change de protection (en cas de port de protection temporaire) (voir fiche 6 : « Toilette génitale et toilette du siège » page 18);
• vérifier et assurer l'état de propreté du bassin, de l'urinal ou des toilettes, et la présence de papier toilette.

Sécurité

• Lors de modifications récentes de l'environnement, améliorer l'orientation pour aller aux toilettes, rassurer la personne, lui expliquer comment et où elle peut satisfaire ses besoins.
• Éventuellement faire le chemin des toilettes avec la personne (âgée ou désorientée) si elle est valide, lui montrer les boutons électriques.
• Vérifier que la personne ait toujours sa sonnette à portée, ou un moyen d'appel.
• En cas d'épisode pathologique aigu repérer l'incontinence en tant que **symptôme temporaire**. Lorsque l'épisode aigu est passé, si l'incontinence persiste, présenter la personne à heures fixes aux toilettes suffit en général à restaurer la continence.

Confort

• S'assurer du confort des toilettes (éclairage, présence de barre d'appui, siège à hauteur...);
• favoriser le port de vêtements adaptés et faciles à enlever : fermetures à glissière avec gros anneau; vêtements suffisamment larges pour être manipulés facilement etc. Voir éventuellement avec la famille;
• en cas de port de protections temporaires, les adapter au type de fuites : protections anatomiques, changes complets... Le choix se fait en équipe.

3 RELATION

Avec le malade

• Abandonner les automatismes ou actes en série qui ne sont pas adaptés à la personne.
• Proscrire tout reproche, menace, punitions qui aggravent le sentiment de peur et d'angoisse et engendrent l'incontinence; ne pas traiter la personne de « dégoûtante » ou dire « qu'elle l'a fait exprès ».
• Bannir les attitudes autoritaires qui favorisent l'inertie, entraînent l'opposition.
• Ne pas materner de manière outrancière ou inadaptée : cela infantilise la personne et peut la conduire vers une dépendance ou un état de régression.
• Quand une personne porte des protections temporaires, ressent le besoin d'uriner et demande le bassin ou d'aller aux toilettes, ne pas lui répondre « faites dans votre couche »; ce qui aurait pour effet de l'installer progressivement dans l'incontinence.

• Démontrer l'importance de l'hydratation et corriger les idées fausses; expliquer qu'éviter de boire diminue la diurèse (donc les envies d'uriner) mais augmente le risque d'infection urinaire, facteur générateur d'incontinence.

Avec l'équipe : noter le soin et transmettre

• La présence de rougeurs, lésions, prurit, écoulement au niveau de l'appareil génito-urinaire;
• la quantité (diurèse), la couleur, l'odeur des urines;
• une perte de la mobilité, une marche douloureuse, un essoufflement, des vertiges...

Réfléchir en équipe sur :

• la pertinence de la présence des barrières (qui limitent l'autonomie de la personne);
• la mise en place d'une « grille mictionnelle » qui permet de suivre les épisodes de continence et d'incontinence, la remplir régulièrement;
• la décision de mettre des protections suite à des fuites ou à un accident d'incontinence.

Exemple de la grille mictionnelle sur 24 heures de Mme DA

Heure	Besoin d'uriner	Volume	Lieu	Commentaire
7 h 30	++	150 mL	Bassin	Sonnette près du lit
10 h 30	+	200 mL	Sur le bassin	Sans aide
13 h	+	100 mL	Bassin sur toilette	Aide à la marche
16 h	++	–	Sur sa protection au fauteuil	Ne peut se retenir
20 h	+	200 mL	Bassin/toilette	Aide à la marche
2 h	change	–	Protection	Ne sent pas le besoin d'uriner
6 h	++	250 mL	Bassin	Sonnette près du lit
Total		900 mL plus fuites		

Prélèvement non stérile des matières fécales

FICHE 25

BUT Prélever des matières fécales pour rechercher une présence de parasites ou de sang.

Ce que vous devez savoir

La recherche de parasites ou de sang ne nécessite pas un recueil aseptique ou stérile. Les parasites recherchés les plus fréquents sont les oxyures (vers intestinaux), surtout au niveau des enfants. Une recherche bactériologique des selles s'appelle une **coproculture** et nécessite un prélèvement stérile.

Règle d'ORR

1 ORGANISATION

Matériel

- Bassin ou pot de laboratoire pour recueillir les selles, flacon du laboratoire étiqueté au nom du malade ;
- spatule en bois (abaisse-langue), papier-toilette.

2 RÉALISATION

Efficacité

Recueillir les selles fraîchement émises. Avec la spatule, prendre un échantillon que l'on dépose dans le flacon du laboratoire.
Certains examens nécessitent d'être faits « à chaud » (ex. : recherche d'amibes). Entourer le flacon de coton pour le garder à température et porter immédiatement au laboratoire.

Confort

Remettre au malade le bassin, lui donner la sonnette et lui demander d'appeler dès qu'il aura émis les selles.

3 RELATION

Avec le malade

L'informer de l'examen et lui expliquer le soin et ce qu'on attend de lui.

Avec l'équipe : transmettre

Transmettre que le recueil a été effectué. Porter les selles au laboratoire en s'assurant que le bon d'examen est présent et dûment rempli.

FICHE 26

Entretien journalier d'une colostomie ancienne, cicatrisée et appareillée

BUT Assurer les soins locaux chez un malade porteur d'une colostomie ancienne, cicatrisée et appareillée et qui ne peut les assurer lui-même momentanément.

Ce que vous devez savoir

La colostomie s'appelle aussi **anus artificiel** ou **stomie**.
Une colostomie est une ouverture de l'intestin au niveau du colon avec abouchement à la peau pour permettre une évacuation des matières fécales. La colostomie peut être **temporaire** permettant la mise au repos de l'intestin ou **définitive**. Les soins d'une colostomie récente, en cours de cicatrisation, relèvent de la **compétence de l'infirmier**.
Un patient stomisé doit être appareillé pour retrouver son autonomie. Plus le stomisé aura des selles proches de la normale, plus cela lui permettra de mener une vie la plus autonome et variée possible. L'appareillage comporte une poche jetable et un système de fixation au niveau de l'abdomen. Il existe de nombreux modèles de poches. Le choix se fait avec l'infirmière spécialisée, la **stomathérapeute**, et le malade en fonction de l'intervention, de son âge, de ses habitudes et style de vie et du confort qu'il en attend.
La stomie peut se situer à tous les niveaux du colon : plus elle est située **proche de l'intestin grêle** (colon ascendant) au côté droit de l'abdomen, plus **les selles seront liquides**, et plus elle est située **proche de l'anus** (colon descendant) au côté gauche de l'abdomen, plus **les selles seront proches de la normale**.
La stomie passe par des épisodes où le malade oscille entre diarrhée et constipation et doit adapter son alimentation en fonction de ses selles.

Règle d'ORR

1 ORGANISATION

Observer le malade et son système d'appareillage (type de poche… système d'attache…).

Matériel

- Le système d'appareillage (poche + fixation) ;
- papier-toilette, eau tiède, savon de Marseille, gant, serviette.

2 RÉALISATION

Efficacité

- La poche remplie de selles est retirée et jetée, le surplus de selles est retiré avec le papier-toilette ;
- l'orifice de la stomie est nettoyé à l'eau tiède et au savon puis séché ;

• la poche est appliquée sur la peau, l'orifice de la poche est posé en regard de l'orifice de la stomie.

Hygiène

• Le soin d'entretien n'est pas un soin stérile, il doit être fait dans les règles normales d'hygiène pour que la peau soit maintenue propre et en état;
• le gant et la serviette sont réservés à cet usage.

Sécurité

• Le savon de Marseille est préféré pour éviter les allergies ou irritations de la stomie;
• ne jamais introduire un thermomètre dans l'orifice de l'anus artificiel, l'absence de sphincter pouvant le faire migrer dans l'intestin.

Confort

• La peau est séchée avec douceur et par tamponnements;
• le système posé doit être complètement étanche;
• si l'appareillage ne comporte pas de filtre, percer finement la partie supérieure de la poche pour que l'air et les gaz s'évacuent.

3 RELATION

Avec le malade

Le malade ayant un regard direct sur l'orifice de la stomie et sur les selles qu'il ne maîtrise pas, pratiquer ce soin avec délicatesse et sans manifester de dégoût.
Pendant le soin, donner des conseils et **participer à l'éducation du patient** sur l'hygiène et la diététique pour régulariser les selles et lui redonner confiance en lui.
Les repas doivent être réguliers à heures fixes et les aliments mastiqués et la boisson suffisante : 1 litre par jour. Il faudra **éviter 3 groupes** de types d'aliments :
• **les aliments provoquant des gaz** mal supportés et qui gonflent la poche tels que boissons gazeuses, crudités, choux, ail, oignons, chewing-gum;
• **les aliments à base de cellulose qui irritent** l'intestin, tels que le pain complet, le son, les épices, les graisses cuites;
• **les aliments plutôt laxatifs** : fruits frais, épinards, orange.
On peut **lui conseiller plutôt** : les viandes grillées, les légumes verts cuits ou passés, les pâtes, le riz et les gelées de fruits.

Avec l'équipe : noter le soin et transmettre

Les observations au niveau :
• **de la peau :** son aspect, irritation, rougeur, douleur, chaleur;
• **de la stomie** et son orifice : rougeur, tuméfaction;
• **des selles :** liquides, diarrhéiques, dures, sèches, constipées, présence de sang;
• **du malade :** son comportement pendant le soin qui peut exprimer un rejet, ou une acceptation de sa stomie ou une difficulté passagère;
• **de la prise en charge de sa stomie :** erreurs d'hygiène ou de diététique.

FICHE

27 Prévention de la constipation

BUT Mettre en place des actions d'hygiène alimentaire et d'hygiène de vie, pour favoriser chez la personne une évacuation régulière des selles.

Ce que vous devez savoir

La constipation est un retard à l'évacuation des selles au-delà de 2 à 3 jours, pouvant atteindre 8 à 10 jours : les selles sont dures et sèches; elle peut s'accompagner de douleurs abdominales, d'une fièvre, d'une anorexie (perte d'appétit) et d'un amaigrissement. Il est important de connaître les rythmes d'élimination de la personne avant de parler de constipation.

Des causes graves liées à certaines pathologies au niveau du côlon, du rectum et de l'anus feront pratiquer des examens complémentaires.

D'autres causes peuvent être occasionnelles telles que l'alitement prolongé, l'immobilisation, la fièvre, la grossesse, les voyages et les effets secondaires de médicaments (ex. : morphine).

Chez la personne âgée, un manque d'apport hydrique régulier ajouté à une paresse du côlon peut entraîner un **fécalome** qui est une accumulation d'un volume important de matières fécales déshydratées au niveau du rectum.

Règle d'ORR

1 ORGANISATION

• Établir une **routine d'élimination** pour la personne : lui donner le bassin de lit, ou la mettre sur la chaise percée ou la conduire aux toilettes ou lui suggérer d'aller aux toilettes **à heures fixes** (tous les matins, au réveil, ou après le petit-déjeuner...);
• lui laisser un temps suffisant.

2 RÉALISATION

Efficacité

Proposer à la personne de :

• **boire souvent** (sauf contre-indication), jusqu'à 1,5 à 2 litres par jour; vérifier que la personne ait toujours sa bouteille à portée de main ou que sa carafe soit toujours pleine;
• essayer des petits moyens qui peuvent aider à déclencher le réflexe d'exonération (envie de vouloir aller à la selle) : prendre un grand verre d'eau fraîche ou de jus de fruit, le matin au réveil (sauf contre-indication);
• se rendre régulièrement à la selle (même si cela est sans effet) et au même moment si possible; si la personne est désorientée, lui rappeler d'aller aux toilettes; utiliser des repères fixes (par ex. le matin avant la toilette), lui donner des directives simples.

Au moment du repas :

• conseiller de consommer des légumes verts, des légumes secs, des aliments à base de son (pain, gâteaux...) qui **apportent des fibres**, lui en expliquer l'importance ;
• expliquer qu'une bonne mastication a un effet sur la digestion et le péristaltisme ;
• la renseigner sur les effets bénéfiques des laxatifs naturels : pruneaux, raisins, pommes, huiles végétales... et sur les effets nocifs de l'abus de laxatifs et de l'automédication.

Pour la personne immobilisée :

• pratiquer une mobilisation passive ou active des membres supérieurs et inférieurs pendant les soins d'hygiène, pratiquer des changements de position ;
• suggérer à la personne (sauf contre-indication) ou l'aider à se mobiliser dans le lit, changer de positions, ou se lever et marcher quelques pas pour favoriser le péristaltisme.

Hygiène

Veiller à l'hygiène des locaux : que le lieu soit calme, propre avec présence de papier toilette.

Sécurité

Assurer la sécurité de la personne pour se rendre aux toilettes :

⚠ • veiller à ce que ses chaussures soient adaptées pour éviter tout risque de chute ;
• vérifier qu'aucun obstacle physique ne rende l'accès aux toilettes difficile : éclairer le trajet et la pièce, s'assurer que le sol ne soit pas glissant et qu'il n'y ait pas d'objets qui traînent ;
• préparer éventuellement le déambulateur ou mettre une chaise sur le parcours du lit aux toilettes ;
• accompagner la personne si besoin, lui montrer la présence de barres d'appui.

Veiller à la sécurité de la personne lors de l'élimination :

• si la porte est restée entrouverte intentionnellement, jeter un coup d'œil discret ;
• demander à travers la porte si tout va bien ;
• en cas de difficulté, rester auprès de la personne ;
• la maintenir éventuellement pour éviter une chute et envisager l'utilisation de la chaise percée.

Confort

• Vérifier que la personne soit capable de se déshabiller, de se rhabiller, d'utiliser correctement le papier-toilette, l'aider si nécessaire ;
⚠ • proposer un environnement qui respecte **l'intimité** de la personne lors de l'élimination, sortir de la pièce (excepté si problème de sécurité), une fois la personne installée confortablement ;

• ne pas presser la personne, ne pas l'oublier sur le siège (en la laissant indéfiniment);
• pour la pose du bassin (voir fiche 23 page 56).

3 RELATION

Avec le malade

• Répondre avec tact et gentillesse à la demande d'élimination, répondre à son appel;
• donner des conseils ou recommandations pour faciliter l'évacuation régulière des selles, répondre aux interrogations.

Avec l'équipe : noter le soin et transmettre

Transmettre à l'infirmier vos observations et toutes anomalies :

• émission importante de gaz; douleurs abdominales, ballonnements, nausées;
• présence d'hémorroïdes, ou aggravation : dilatation des veines anales et rectales;
• présence de sang rouge : **rectorragie**; de sang noir (sang digéré) : **méléna**;
• présence de glaires; anomalies au niveau de l'odeur ou présence de parasites (vers intestinaux); présence de **fécalome**.

Inscrire les selles sur la feuille de température ou celle réservée à cet usage.

Aliments conseillés	Recommandations
• Consommer légumes verts, légumes secs, aliments à base de son (pain, gâteaux...), qui apportent des fibres • Boire au moins 2 litres d'eau par jour • Prendre un grand verre d'eau fraîche ou de jus de fruit, le matin, au réveil, ce qui permet de déclencher le réflexe de vouloir aller à la selle	• Se présenter régulièrement à la selle dans un endroit calme et sans précipitation • Se lever et marcher quelques pas • Pratiquer des exercices physiques pour renforcer la musculature abdominale

Pose d'un suppositoire à la glycérine

FICHE 28

BUT Introduire dans l'anus d'une personne qui ne peut le faire seule, un suppositoire à la glycérine, pour permettre une lubrification et un ramollissement des selles, avoir une action mécanique et faciliter ainsi la défécation.

Ce que vous devez savoir

À l'exception du suppositoire à la glycérine, tous les autres suppositoires contenant un principe actif médicamenteux sont prescrits par le médecin et relèvent de la **compétence de l'infirmier**.

Règle d'ORR

1 ORGANISATION

Voir avec l'infirmier le meilleur moment pour mettre le suppositoire.

2 RÉALISATION

Efficacité

- Pour faciliter l'introduction, passer rapidement le suppositoire sous l'eau froide;
- le malade étant sur le côté ou sur le dos (jambes écartées), introduire le suppositoire dans l'ampoule rectale en maintenant un instant le doigt au niveau de l'anus;
- demander au malade de lutter le plus longtemps possible contre toute envie d'expulsion;
- surveiller et observer l'efficacité du suppositoire.

Hygiène

Se laver les mains et mettre un doigtier ou un gant.

Sécurité

Laisser la sonnette à portée de main.

Confort

En attendant l'effet du suppositoire, faire choisir au malade qui ne peut se lever de l'installer tout de suite sur le bassin ou de venir immédiatement dès qu'il appellera.

3 RELATION

Avec le malade

Lui expliquer le soin et ce qu'on attend de lui, agir avec tact.

Avec l'équipe

Transmettre la présence ou non des selles, les noter sur la fiche des selles. Observer la couleur, l'odeur, la quantité (voir fiche 23 page 56).

V

BESOIN DE SE MOUVOIR ET DE MAINTENIR UNE BONNE POSTURE

FICHE

29 Le premier lever

BUT Suite à une immobilisation forcée et plus ou moins prolongée, permettre au malade de passer de la position allongée à la position assise et debout sans incident.

Ce que vous devez savoir

C'est un soin sur **prescription médicale** et qui ne peut être effectué **qu'en présence de l'infirmier**. Ce premier lever est un lever au fauteuil.
Le temps resté sera fonction de l'état général du malade, de son âge, du temps de l'immobilisation, de l'intervention subie, ou de la pathologie qui l'a immobilisé. En moyenne, ce premier lever est **de 10 min**.
Le passage de la position couchée à la position assise peut entraîner **des signes de malaise** que l'aide-soignant doit savoir reconnaître : sueurs, pâleur du visage, tachycardie, vertiges, et le malade exprime une sensation de malaise ou de douleur accentuée.
Les jours précédant **le premier lever**, le kinésithérapeute entreprend une mobilisation au lit. L'aide-soignant pendant la toilette peut compléter cette mobilisation avec l'accord du kinésithérapeute.
Banaliser le premier lever risque de diminuer les règles de prudence, de sécurité et de vigilance, pouvant amener le malade à une chute suite à un malaise non dépisté à temps.

Règle d'ORR

1 ORGANISATION

S'assurer de la prescription médicale et convenir avec l'infirmier du moment où il/elle pourra être présent(e). S'assurer auparavant de l'état du malade : température, pouls, état de fatigue.

Matériel

Fauteuil disposé parallèle au lit, recouvert d'une alèse + oreillers, peignoir, chaussons.

2 RÉALISATION

Efficacité

- Prévenir le malade et le rassurer;
- faire faire une rotation douce au malade, l'asseoir les jambes pendantes au bord du lit;
- lui demander de regarder devant lui et non par terre (pour éviter les vertiges) et de bien respirer;
- pendant que l'infirmier prend la tension et le pouls, surveiller le faciès et la respiration;
- toujours assis au bord du lit, lui mettre le peignoir et les pantoufles. S'assurer que le malade supporte bien la position;

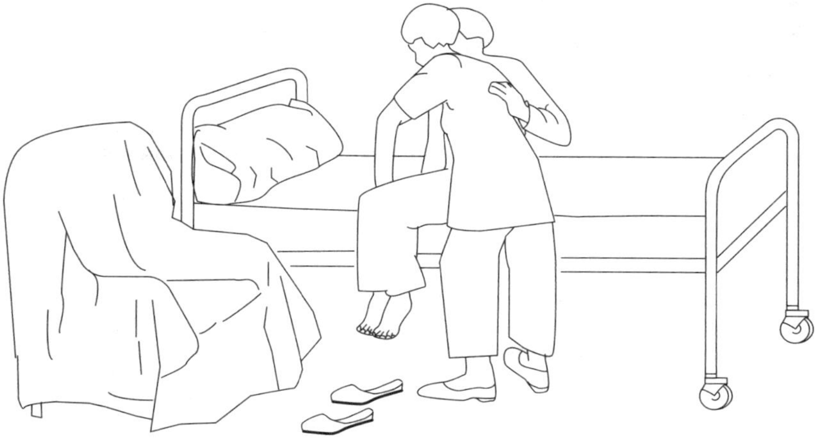

Premier lever

- s'il se sent mal (sueurs, pâleur, tachycardie), le recoucher;
- sinon le lever doucement selon les méthodes de manutention;
- l'installer au fauteuil. Rester dans la chambre et en profiter pour faire le lit tout en jetant un coup d'œil sur le malade;
- recoucher le malade avant les 10 min s'il se sent fatigué.

Sécurité

- Ne jamais laisser seul le malade pendant ces 10 premières minutes;
- après l'avoir recouché, lui donner sa sonnette;
- au moment de la mobilisation s'assurer que les perfusion, drains, sondes... suivent bien le malade et ne risquent pas d'être arrachés.

Confort

- Si la personne dispose d'un lit « tout soin » à hauteur variable, penser à le baisser avant ce premier lever;
- au fauteuil, installer l'oreiller au creux du dos;
- veiller à ce que la personne n'ait pas froid.

3 RELATION

Avec le malade

Le rassurer avant et pendant ce premier lever. Lui donner confiance, entendre ses craintes, ne pas agir trop vite.

Avec l'équipe : transmettre

Transmettre vos observations : comment s'est passé le soin (incident, problème) et comment s'est comportée la personne. Noter le soin et le temps passé au fauteuil.

FICHE 30

Mobilisation au lit, au fauteuil

BUT Déplacer ou mouvoir un malade ou une personne dépendante en la manipulant, pour l'amener à une position confortable, ou demandée par le médecin ou l'infirmier.

Ce que vous devez savoir

Au cours de son hospitalisation, le malade est amené à être très souvent manipulé et mobilisé dans des positions différentes :
– **La position physiologique** ou **position de fonction** qui est naturelle, normale, confortable. Le malade autonome l'adopte selon les circonstances. Le malade dépendant sera complètement installé par l'aide-soignant (voir fiche 31, page 76).
– **La position symptomatique** ou **antalgique** : le malade adopte la position qui le fait le moins souffrir mais qui peut entraîner des attitudes vicieuses (voir fiche 32, page 78).
– **La position thérapeutique** qui est prescrite par le médecin selon la pathologie ou demandée par le personnel soignant au cours des soins. Ex. : les changements de position sont régulièrement pratiqués pour prévenir les escarres (voir fiche 8, page 22).
Mobiliser les malades ou les personnes dépendantes **peut entraîner chez le personnel soignant des accidents vertébraux** (lombalgie, sciatique...). il existe des règles de prévention : ce sont **les règles de manutention** que l'aide-soignant doit connaître et appliquer.

Règle d'ORR

1 ORGANISATION

Prendre connaissance de contre-indications à certains mouvements.

Matériel

De confort et d'aide : oreillers, coussins, sacs de sable, arceau de lit, barrière de lit, perroquet ou potence.

2 RÉALISATION

Efficacité. Confort

Dans la **mobilisation au lit**, les manipulations sont principalement de type rehaussement et retournement. Dans la **mobilisation au fauteuil,** les manipulations sont de type rehaussement :
• demander la participation de la personne si elle le peut et lui expliquer clairement comment elle devra procéder;
• préciser les points d'appui (au niveau des pieds, des mains, etc.);
• demander une aide chaque fois que nécessaire. Les prises doivent être sûres : sous les aisselles et sous les genoux et ne pas tirer sur les bras;

• donner des ordres clairs, précis et non contradictoires (ex. : le malade ne peut se rehausser dans le lit s'il a la tête en arrière);
• appliquer les techniques de manutention, et avant de retourner un malade, le ramener auparavant au bord du lit;
• avant de pratiquer le retournement, s'assurer du « suivi » des accessoires (perfusion, sac collecteur d'urines...);
• soulever la personne sans précipitation, la reposer sans brutalité, ne pas faire heurter la tête ou les pieds;
• ne pas laisser un bras ou la main coincés sous le corps.

Sécurité

S'assurer que le mouvement demandé n'est pas interdit ou dangereux par rapport à la pathologie.
Par ex. :
• ne pas allonger un insuffisant respiratoire ou cardiaque;
• ne pas mettre en position assise un malade dans le coma, inconscient, ou au retour du bloc;
• ne pas faire « faire le pont » (cambrer le dos) au malade qui doit rester allongé à plat strict (ex. : opéré du dos);
• ne pas faire pratiquer de retournement avec risque de rotation interne de la jambe, chez un opéré de la hanche, sans avoir pris la précaution de mettre un coussin entre les cuisses et genoux (pour éviter la luxation).

3 RELATION

Avec le malade

Prendre le temps d'expliquer et de s'assurer que la personne a compris la manœuvre.

Avec l'équipe : transmettre

Transmission des attitudes vicieuses que la personne aurait tendance à prendre au niveau de ses membres (voir fiche 32 page 78). Sa capacité ou non à se mobiliser.

FICHE 31 Installation dans les différentes positions

BUT Mettre un malade ou une personne dépendante dans la position qui lui est la plus confortable, en tenant compte de sa pathologie, de son handicap et des contre-indications liées à son état.

Ce que vous devez savoir

L'aide-soignant devra être attentif à l'installation et au confort du malade. Il est important d'observer les différentes positions qu'il peut adopter.

Le **décubitus** est la position allongée, elle est contre-indiquée chez les cardiaques et insuffisants respiratoires. Le malade peut être :

– **sur le dos — décubitus dorsal** — position la plus fréquente qui favorise le repos et permet une bonne irrigation et oxygénation du cerveau;

– **sur le ventre — décubitus ventral** — qui permet la mise au repos des tissus et des muscles du dos et des fesses, cette position est peu appréciée des malades car souvent inconfortable;

– **sur le côté — décubitus latéral** droit ou gauche (qui favorise aussi la mise au repos du dos et des fesses) appelée aussi position latérale de sécurité : **PLS** car elle évite que le malade inhale des sécrétions dans les poumons en cas de vomissements ou d'état inconscient.

La **position assise ou demi-assise** peut se faire au lit ou au fauteuil. Elle favorise la récupération de l'autonomie et facilite la respiration des cardiaques ou insuffisants respiratoires. Mais elle est contre-indiquée pour les malades en postopératoire, inconscients, en état de choc ou opérés du dos.

Règle d'ORR

1 ORGANISATION

Prendre connaissance de contre-indications à certaines positions, ou d'indications thérapeutiques.

Matériel

De confort : oreillers, coussins, sacs de sable, arceau de lit, barrières de lit, perroquet ou potence.

2 RÉALISATION

Efficacité. Confort

Dans l'installation au lit, bien observer la position de la personne, lui donner une position de détente qui respecte les courbures naturelles et l'alignement du corps. Proposer des coussins bien positionnés qui favorisent le relâchement musculaire :

- **en posture dorsale** : mettre un oreiller placé sous la nuque et la tête (courbure cervicale) et des coussins sous les bras et les mains pour maintenir la position de repos (légère abduction);
- **en posture ventrale** : la tête est à plat (un coussin mettrait la tête en hyperextension) un petit coussin peut être mis éventuellement sous l'abdomen;
- **en posture latérale** : mettre un coussin sous la tête pour la maintenir dans l'alignement; un oreiller sous l'avant-bras et la main pour les maintenir au même niveau que le coude, facilitant ainsi la respiration. La jambe du dessus est fléchie (en flexion), celle du dessous sur le lit est tendue (en extension). Un oreiller entre les deux maintient la hanche et le genou sur un même plan. Ne pas coucher le malade du côté d'une plaie;
- **en position demi-assise/assise** au lit ou au fauteuil, un oreiller maintient la région lombaire et le dos, un autre pour les épaules et la tête. Éventuellement un coussin sous chaque bras. Un arceau de lit évite le poids des couvertures sur les jambes et les pieds.

Aménager l'environnement pour que la personne puisse saisir les objets essentiels (sonnette, téléphone, objets personnels...).

Sécurité

Au moment de l'installation du malade, veiller à bloquer les freins des fauteuils roulants, et à ne pas tirer sur les tubulures, sondes...

Ne pas aller à l'encontre des règles de sécurité dans la mise en place d'éléments de confort; exemples :

- ne pas mettre un coussin sous la tête d'un malade en décubitus qui est inconscient (la tête doit être maintenue basse);
- ne pas mettre un coussin sous les genoux d'un malade en position demi-assise (car il favoriserait la stase veineuse avec risque de phlébite et le coussin risquerait aussi d'entraîner une rétraction musculaire de la jambe).

3 RELATION

Avec le malade

Prendre le temps de l'installer correctement et confortablement. Entendre la demande de confort supplémentaire (coussin, membre à remettre dans une position non douloureuse).

Avec l'équipe : transmettre

Transmettre les changements de position; les noter si une fiche est réservée à cet usage.

FICHE 32

Prévention des ankyloses et des attitudes vicieuses

BUT

Mettre en place des actions de prévention pour permettre au malade de garder une posture adéquate et des articulations mobiles, malgré la pathologie, le handicap ou le vieillissement.

Ce que vous devez savoir

Le système nerveux coordonne l'activité des os, des muscles et des nerfs. Toute atteinte d'un de ces organes va être source de difficulté au niveau de la mobilité de la personne. Sous l'action des muscles, les mouvements des os se produisent au niveau de l'articulation. L'immobilisation prolongée et le vieillissement entraînent une fonte musculaire (**atrophie musculaire**).

Une articulation si elle n'est pas mobilisée (opération, maladie, inconscience, paralysie) s'enraidit en 2 à 3 jours, **l'ankylose** est une diminution ou impossibilité de mouvoir une articulation.

Un bon alignement du corps l'empêche de se plier et de s'affaisser et lui permet de se maintenir en équilibre, mais certaines pathologies influent sur la liberté de se mouvoir et sur celle d'adopter ou d'éviter certaines postures : paralysies, maladies cardio-vasculaires et toutes celles qui affectent le système musculo-squelettique (arthrites, rhumatismes, fractures...).

Les attitudes vicieuses sont les mauvaises positions que peut prendre le malade ou la personne âgée suite à la maladie, et à l'immobilisation.

La rétraction se manifeste par un membre qui ne peut plus se tendre, suite à un raccourcissement des muscles qui ne se mobilisent pas assez.

La rotation interne ou externe est le mouvement que prend la jambe ou le bras lorsqu'il **tourne** vers l'intérieur ou l'extérieur.

Règle d'ORR

1 ORGANISATION

Matériel

Oreillers, coussins, sacs de sable, arceau de lit.

2 RÉALISATION

Efficacité. Sécurité. Confort

Pour prévenir les ankyloses :

L'aide-soignant va profiter du temps de la toilette, tout en lavant le malade, pour mobiliser ses articulations, lorsqu'il ne peut le faire seul : c'est la **mobilisation passive** :

- lever le bras (extension), plier le bras (flexion), tourner la main (rotation) pour les articulations de l'épaule, du coude et du poignet;
- lever la jambe et la plier et tourner le pied pour les articulations de la hanche, du genou, de la cheville;
- la mobilisation est douce et ne dépasse pas l'amplitude normale de chaque articulation (ne pas forcer).

Lorsque le malade peut le faire seul, c'est la **mobilisation active**, l'aide-soignant lui explique les mouvements et le stimule pendant la toilette :
• « donnez-moi votre bras, pliez-le, donnez-moi la main, tournez-la » (pour les articulations du haut);
• « levez la jambe, pliez le genou, faites tourner votre pied » (pour les articulations du bas).

■ *Pour prévenir les attitudes vicieuses:*

L'aide-soignant prend le temps d'installer correctement le malade : observer la posture du malade et placer judicieusement des coussins et sacs de sable qui vont permettre de maintenir en bonne position les parties du corps qui auraient tendance à fléchir ou à prendre de mauvaises positions :
• le corps est dans l'alignement : bassin à plat, colonne droite, épaules dans l'axe;
• les membres sont placés en position de fonction, légèrement fléchis : jambes allongées, bras le long du corps;
• la tête repose sur l'oreiller et ne tombe pas en avant.

■ *Pour éviter la rétraction musculaire:*

Attention aux articulations du coude et du genou qui doivent être allongés et non pliés (ne pas mettre de coussin sous le genou). Une boule de coton ou compresse ou balle peut être placée dans la main de l'hémiplégique qui a tendance à rétracter sa main.

■ *Pour éviter la rotation interne ou externe des membres et spécialement de la jambe:*

La caler de chaque côté avec un sac de sable.

■ *Pour éviter l'affaissement du malade au niveau de l'épaule (il penche à droite ou à gauche):*

Le caler avec un oreiller sous l'épaule et le bras.

■ *Pour éviter l'équinisme du pied ou le pied équin, c'est-à-dire le pied qui chute vers le bas (il pointe) :*

• caler les pieds au fond du lit, à la perpendiculaire avec un sac de sable ou une alèse roulée;
• au fauteuil, mettre les pieds sur le repose-pied et veiller à ce qu'ils ne glissent pas;
• éviter le poids des couvertures sur les pieds, ce qui aurait tendance à les affaisser, mettre un arceau de lit, faire le pli d'aisance.

Hygiène

Veiller à changer les housses ou jerseys des sacs de sable lorsqu'ils passent d'un malade à un autre.

3 RELATION

Avec le malade

Lui expliquer l'intérêt de la mise en place de ces actes de prévention pour qu'il se motive à prendre en charge, s'il le peut, les mouvements de prévention.

Avec l'équipe : transmettre

Transmettre vos observations sur le comportement de la personne et les moyens mis en place pour améliorer l'installation, ainsi que les progrès faits par le malade quant à sa mobilisation.

FICHE 33

Installation et aide aux malades à mobilité réduite

BUT Selon le handicap, installer la personne en bonne posture pour éviter les complications dues à son état. L'aider dans les gestes de la vie quotidienne pour répondre à ses besoins.

Ce que vous devez savoir

La maladie ou l'accident peut provoquer une immobilisation de la personne. Elle entraîne une **dépendance** qui peut être totale ou partielle, temporaire ou définitive.
L'immobilisation est l'impossibilité pour la personne à se mouvoir seule : **dépendance totale.**
L'altération de la mobilité au niveau des membres supérieurs ou inférieurs entraîne la limitation des mouvements : **dépendance partielle**.
Les problèmes de dépendance liés au besoin de se mouvoir et de maintenir une bonne posture affectent non seulement la mobilité et l'activité mais aussi les autres besoins fondamentaux, spécialement : le besoin de se vêtir, l'alimentation, l'hygiène et l'élimination.
Le rôle de l'aide-soignant est d'aider la personne qui a une mobilité réduite à aller vers une **indépendance** face à ses besoins, en tenant compte de la maladie, du handicap, de la présence ou non d'appareillages.
L'autonomie est un processus d'adaptation de la personne face à ses problèmes de santé où elle peut répondre personnellement de façon satisfaisante à ses besoins.

Règle d'ORR

1 ORGANISATION

Le recueil de données et la lecture des transmissions vont permettre de repérer et d'évaluer le degré de dépendance de la personne pour en déduire l'aide que l'aide-soignant devra apporter.

2 RÉALISATION

Efficacité

Répondre aux besoins de la personne en fonction de la diminution de sa mobilité.

- *Besoin de se vêtir :*
  - préparer les vêtements d'avance, dans l'ordre : mettre dessus celui qui sera mis en premier;
  - un membre handicapé est déshabillé en dernier, habillé en premier;
  - réajuster les vêtements si nécessaire.
- *Besoin d'hygiène :*

  La toilette est faite au lit ou au lavabo. L'aide est totale ou partielle. En fonction du handicap :
  - préparer devant la personne tout ce dont elle aura besoin, de préférence du côté du bras valide, préparer le gant de toilette et l'adapter à sa main et l'encourager à laver une partie du corps;

• ne pas la laisser seule, la stimuler et intervenir en cas de besoin, laver les parties qu'elle ne peut atteindre, évaluer le degré de fatigue et finir la toilette si nécessaire.

Besoin de se nourrir :

• préparer le plateau de repas, vérifier qu'il ne manque rien;
• inciter la personne à couper la viande, ouvrir les barquettes, verser l'eau, éplucher les fruits. Le faire si elle ne peut pas et la faire manger si nécessaire.

Besoin d'éliminer :

• mettre à portée de main de la personne bassin ou urinal si elle peut le prendre seule, lui laisser la sonnette;
• aider à aller aux toilettes celles qui peuvent se déplacer, les aider à dégrafer les vêtements, baisser la culotte ou le pantalon..., préparer le papier-toilette, essuyer éventuellement.

Hygiène

Les appareillages ou appareils de contention (plâtre, attelles, corsets) doivent être propres. Les protéger avant, et les nettoyer à l'eau et au savon immédiatement s'ils sont souillés lors de l'évacuation des selles (ne pas trop mouiller le plâtre).
La peau au niveau des échancrures doit être très propre : autour du cou, sous les bras, au niveau du poignet, de la cuisse, des doigts, etc.

Sécurité

• Les bords des appareillages ou appareils de contention doivent être surveillés : l'échancrure au niveau des mains ou des pieds ne doit pas gêner et être suffisamment large, le frottement pouvant entraîner des plaies ou irritations;
• les risques d'escarres sous plâtre sont importants spécialement là où les os sont saillants. L'aide-soignant doit vérifier et signaler : la présence d'une mauvaise odeur ou la présence d'une zone de couleur grise ou brune;
• être à l'écoute de toute douleur dont la personne se plaint et la signaler;
• attention aux petits objets qui pourraient glisser sous le plâtre ou l'appareillage (surtout chez les enfants);
• dans l'installation de la personne, être toujours attentif à prévenir les attitudes vicieuses (voir fiche 32 page 78).

Confort

• Entendre la demande du petit coussin ou de la protection qui soulage,
• le poids du plâtre ou d'appareillages est souvent lourd, soulager par une installation correcte et un coussin.

3 RELATION

Avec la personne

Lui faire exprimer ses besoins, ses attentes, et l'aide qui lui est nécessaire.
Lui proposer en fonction de ses récupérations, qu'elle en fasse un peu plus chaque jour.

Avec l'équipe : transmettre

Transmettre toute anomalie au niveau de la peau en cas d'appareillages ou plâtre : rougeur, irritation, escarre, gêne;
• les progrès de la personne dans la récupération de son autonomie face à ses différents besoins;
• les manifestations qui expriment une difficulté à accepter le handicap (amputation, appareillage...).

FICHE 34

Aide au lever : aide à la marche

BUT Permettre à la personne malade ou dépendante de sortir de son lit, d'éviter les complications de décubitus et de retrouver progressivement son autonomie.

Ce que vous devez savoir

Certains malades ou personnes dépendantes **ne peuvent passer seuls d'une position à une autre** : ex. : passer du lit au fauteuil, ou du fauteuil à la baignoire ou aux toilettes. L'aide-soignant doit savoir assurer ce **transfert** avec prudence et sécurité : **éviter une chute** pour la personne et **prévenir les lombalgies** pour elle-même.
Pour faciliter le **transfert**, l'aide-soignant peut disposer **d'aides techniques** : lit à hauteur variable, barrière de lit ou barre d'appui, perroquet ou potence, ceintures de portage, lève-personne (système hydraulique ou électrique) et de **techniques de manutention** qu'elle doit connaître et appliquer.
D'autres malades ou personnes dépendantes **ne peuvent se déplacer seuls** car ils ont une mobilité réduite, un équilibre instable ou ont peur de tomber. L'aide-soignant doit les aider et les surveiller dans leur marche avec canne ou déambulateur,
Une chute chez un malade ou une personne dépendante **peut entraîner un traumatisme et faire perdre confiance**, provoquer la peur de retomber et retarder la récupération de l'autonomie. Les déplacements du lit au fauteuil, ou même quelques pas, entretiennent les muscles, mobilisent les articulations, stimulent la fonction cardio-respiratoire et le transit.

Règle d'ORR

1 ORGANISATION

S'assurer auprès de l'infirmier qu'il n'y a pas de contre-indications au lever ou à la marche et choisir le matériel le plus adapté en fonction de la manipulation prévue, du poids du malade, de sa mobilité et de sa pathologie.

2 RÉALISATION

Efficacité. Sécurité. Confort

Demander la participation de la personne et stimuler ses capacités motrices et sa motivation :
• lui expliquer clairement comment procéder, ce qu'elle devra faire et où elle devra se tenir;
• après l'installation, repositionner tous les accessoires de soin et vérifier le bon écoulement des tubulures ou sondes : qu'elles ne soient pas pliées, coudées, écrasées. Vérifier l'étanchéité des raccords;
• bloquer toujours les roues de tout appareil avant le transfert de la personne.

Pour l'aide au lever :

• réfléchir avant d'agir : la sécurité est-elle assurée? Quels sont les gestes à faire au préalable?

• avant de lever un malade, s'assurer que l'appareil de transfert est prêt à fonctionner ou que le fauteuil est installé à proximité et recouvert d'une alèse ;
• avant de pratiquer la mobilisation, s'assurer du « suivi » des accessoires (pied à sérum, perfusion, sac collecteur d'urines, sondes diverses…) ; pour certains, les positionner avant de déplacer le malade.

Pour l'aide à la marche :

• s'assurer que les chaussures ou chaussons tiennent bien au pied et ne soient pas une cause de déséquilibre ;
• marcher à côté de la personne et lui proposer de passer son bras sous le sien (bras dessus, bras dessous) ;
• ou marcher face à face : mains de la personne sur les épaules de l'aide-soignant ou main dans la main, au fur et à mesure que l'aide-soignant recule, la personne avance. Faire quelques pas lentement, en restant face à face et en parlant à la personne pour la rassurer ;
• lorsque la personne peut marcher mais avec une mobilité réduite, placer devant elle une chaise sur le dossier de laquelle elle s'appuiera et qu'elle poussera devant elle pour aider à la marche et sur laquelle elle s'assiéra lorsqu'elle sera fatiguée ;
• lorsqu'une personne se déplace avec un déambulateur, rester à côté d'elle au début, l'encourager, l'aider jusqu'à ce qu'elle se sente en sécurité ;
• s'assurer qu'aucun obstacle ne gène la marche ;
• se mettre au rythme de la personne et l'encourager.

3 RELATION

Avec la personne

Sécuriser et encourager par une présence chaleureuse, entendre la fatigue et les plaintes.

Avec l'équipe : transmettre

Transmettre tout changement au niveau des mouvements et de la marche : tremblements, déséquilibre, vertiges, raideur, diminution du tonus musculaire.

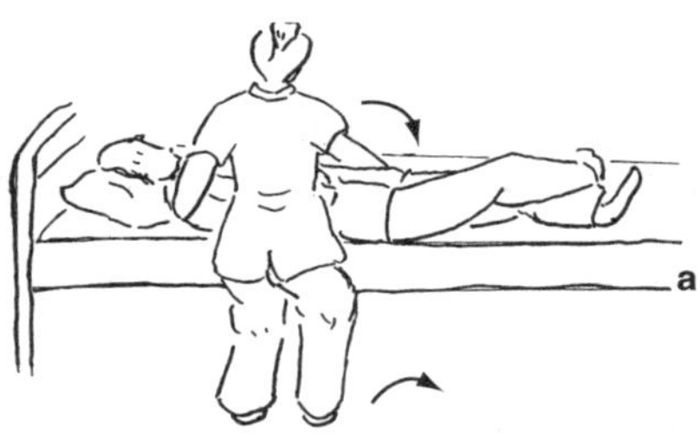
a

Aide au lever

Cette manutention est employée pour asseoir un patient au bord du lit.

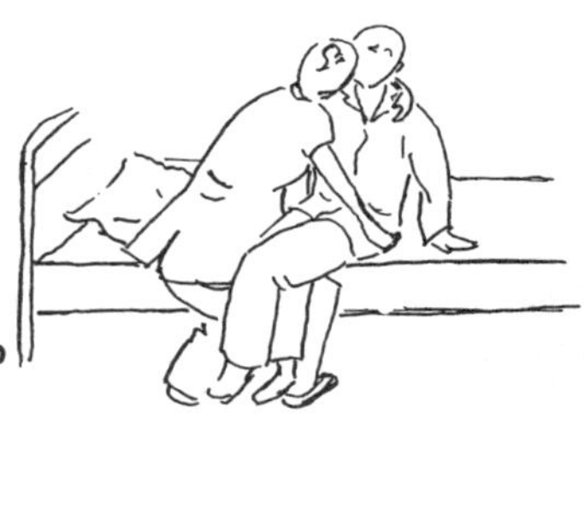
b

a. Prises en barre d'épaule et au-dessus de la cuisse éloignée.
b. À l'arrivée, le soignant est un peu de profil et soutient les jambes du patient avec sa cuisse.

FICHE 35

Portage du nourrisson

BUT — Prendre un bébé pour le transporter d'un lieu à un autre pour répondre à ses besoins physiologiques et psychologiques.

Ce que vous devez savoir

Transporter un bébé permet des stimulations sensorielles, affectives, intellectuelles et sociales et favorise son développement psychomoteur. Le développement moteur et le contrôle musculaire de l'enfant se font dans un ordre précis : tête-dos-pieds; cette évolution motrice va permettre à l'enfant d'acquérir progressivement une liberté de mouvements et une autonomie.

Les postures du bébé évoluent rapidement la première année :

– 1er-2e mois : la tête est molle et retombe en arrière;

– 3e-4e mois : la tête tient droite, le reste du dos reste faible et doit être soutenu;

– 5e-6e mois : le bébé participe aux mouvements en soulevant sa tête, le dos est plus ferme, il tient un moment assis avec le soutien de l'adulte;

– 7e-8e mois : le bébé tient assis seul sans soutien, le dos est très ferme;

– 10 à 12 mois : l'enfant marche à 4 pattes, se met debout en s'agrippant, marche tenu à 2 mains par l'adulte, puis par 1 main, puis seul.

Règle d'ORR

1 ORGANISATION

Choisir le mode de portage le plus adapté au développement psychomoteur du nourrisson en fonction du type d'action que l'on veut faire (biberon, bain, renvoi, promenade, câlin) et de la durée de cette action.

2 RÉALISATION

Sécurité

• Choisir le mode de portage en fonction des capacités motrices de l'enfant : selon son stade de développement, sa tête et son dos doivent être soutenus, ou son dos seulement;

• l'adulte qui porte un bébé doit être attentif aux risques de chute.

Confort

Le portage doit se faire avec douceur : pour prendre un nouveau-né hors de son lit, lui maintenir la nuque; pour mettre un bébé dans le bain et le retirer, soutenir sous les bras et immerger doucement.

Plusieurs positions peuvent être choisies selon l'action prévue :

• **la position en berceau** est utilisée au moment du biberon, elle favorise l'échange verbal, les mimiques et le développement intellectuel et affectif;

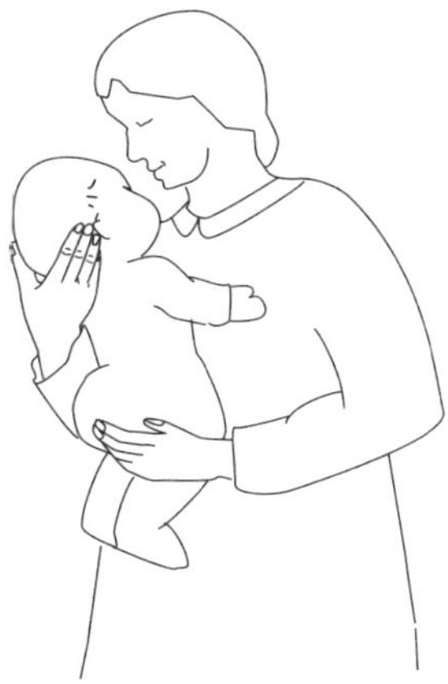

Redressé contre le thorax de l'adulte
(de la naissance à trois mois environ)

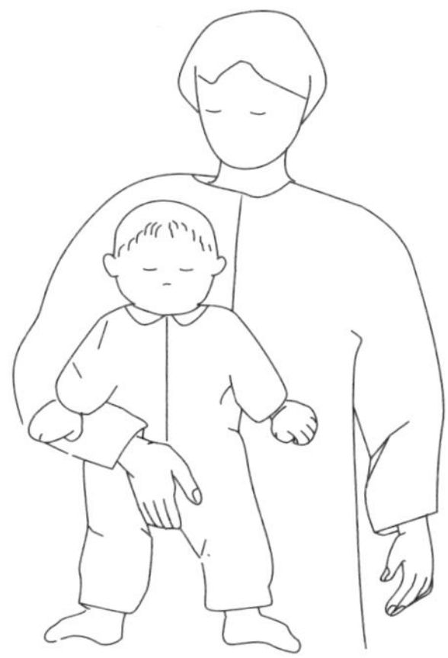

En position de sécurité de base
(à partir de trois mois, lorsque l'enfant maintient sa tête bien droite)

Deux modes de portage en fonction de l'âge

• **la position redressée contre le thorax** favorise les renvois, calme l'enfant agité ou qui souffre de problèmes digestifs, prévient les régurgitations et les vomissements et favorise l'échange sensoriel (odeur, toucher) et affectif;
• **la position de sécurité de base** (dos de l'enfant contre le thorax de l'adulte) permet à l'enfant de regarder à l'extérieur et favorise l'autonomie et les échanges sociaux;
• **la position Kangourou** (à l'avant) favorise le contact sensoriel et affectif et peut être utilisée pour de courts trajets;
• **la position à l'Africaine** (à l'arrière) permet à l'enfant de partager les activités de l'adulte, favorise le développement intellectuel et social et peut être utilisée pour de longs trajets.

3 RELATION

Avec l'enfant

Faire connaissance avec l'enfant en lui laissant le temps de s'apprivoiser à une nouvelle personne, communiquer avec lui.
Être attentif à ses capacités motrices et à ses manifestations gestuelles et/ou verbales quel que soit le mode de portage.

Avec l'équipe

Signaler toute observation ou incident.

VI

BESOIN DE RESPIRATION-CIRCULATION

FICHE 36

Faciliter le retour veineux : pose de bas à varices

BUT

Mettre un bas (**dit à varices**) qui, par la pression qu'il exerce sur la jambe, facilite un retour veineux et soulage la douleur.

Ce que vous devez savoir

Le bas à varices que l'aide-soignant peut poser est **différent** des bandes élastiques qui sont un moyen de contention veineuse, prescrites par le médecin et **relevant de la compétence de l'infirmier**.
Les facteurs rendant difficile le retour veineux sont l'excès de poids, l'immobilité, la chaleur (air, bains et bains de soleil)..., et des vêtements trop serrés qui gênent la circulation veineuse par effet « garrot ».

Règle d'ORR

1 ORGANISATION

Il est plus efficace de mettre les bas avant le lever du malade (le retour veineux se fait mieux en position allongée).

2 RÉALISATION

Efficacité. Sécurité. Confort

Mettre les bas, comme des bas classiques, en vérifiant que le talon soit mis en bonne position, les fixer par le système d'attache habituel de la personne.
Proposer des moyens qui vont faciliter le retour veineux :
• des exercices de flexion et extension des pieds et des mouvements de pédalage pendant la toilette;
• masser les jambes (après un pédiluve);
• surélever les jambes avec un coussin la nuit sous le matelas;
• en position assise, croiser les jambes le moins possible.

Hygiène

Les bas à varices se lavent comme le petit linge personnel.

3 RELATION

Avec la personne

La stimuler pour combattre l'immobilité.

Avec l'équipe : transmettre

Transmettre toute anomalie éventuelle.

Mesure de la fréquence respiratoire

FICHE 37

BUT Mesurer la fréquence respiratoire permet de surveiller le malade pris en charge, toute modification de la respiration pouvant être le signe d'une complication de son état.

Ce que vous devez savoir

Un mouvement respiratoire comprend l'inspiration et l'expiration. La fréquence respiratoire est le nombre de mouvements respiratoires par minute.
Une **respiration normale** est calme, régulière, souple et silencieuse. Le rythme respiratoire est d'environ : 16 à 18 mouvements/min chez l'adulte ; 26 à 30 mouvements/min chez l'enfant ; 40 à 45 mouvements/min chez le nouveau-né.
Compter la respiration se fait : sur demande du médecin ou de l'infirmier et spontanément si l'aide-soignant perçoit des modifications de la respiration, au repos ou au cours de soins ou activités tels que la toilette.

Règle d'ORR

1 ORGANISATION

Observer le malade. Pour éviter une modification inconsciente du rythme respiratoire quand on prévient la personne, compter sa respiration **à son insu**.

Matériel

Une montre à trotteuse ou un chronomètre.

2 RÉALISATION

Efficacité

- Le nombre d'inspirations est perçu à la vue à chaque soulèvement du thorax ou en posant la main sur le thorax si la respiration est trop faible ou superficielle ;
- compter pendant le sommeil du malade ou en prolongeant le temps de la prise de pouls en maintenant le poignet ;
- compter pendant 1 min (et non pendant 15 secondes × 4). La minute entière permet de prendre en compte des anomalies dans le rythme respiratoire : alternance de pauses et d'accélérations.

3 RELATION

Avec le malade

- Une fois le chiffre de la respiration obtenu, si le malade ne dort pas, le prévenir du soin qui lui a été fait, donner des réponses adaptées et pertinentes ;
- en cas de difficulté ou de gêne respiratoire, rassurer le malade angoissé.

Avec l'équipe : transmettre

Transmettre à l'infirmier vos observations et éventuellement toute anomalie de la respiration au niveau de :

- **sa fréquence :** normale, accélérée (ou polypnée), diminuée (ou bradypnée), avec des pauses (ou apnée);
- **son rythme :** régulier, irrégulier;
- **son amplitude :** courte, superficielle, profonde, exagérée (ou hyperpnée);
- ⚠ **de l'apparition de signes de gêne respiratoire :** dyspnée (respiration pénible). La dyspnée peut apparaître à l'effort : **dyspnée d'effort** ou en position couchée : **dyspnée de décubitus**. **Prévenir d'urgence l'infirmier** en cas d'apparition brutale de ces signes :
  - le malade « cherche » l'air; les ailes du nez battent, le sternum, la clavicule ou le creux épigastrique sont creusés (tirage);
  - la respiration est bruyante (sifflement);
  - les muqueuses (lèvres) et extrémités (ongles) sont bleutées (cyanose).

Noter le résultat sur la feuille de température (voir feuille de T° : fiche 45 page 104).

Une urgence : libérer les voies respiratoires en cas d'obstruction (corps étranger).

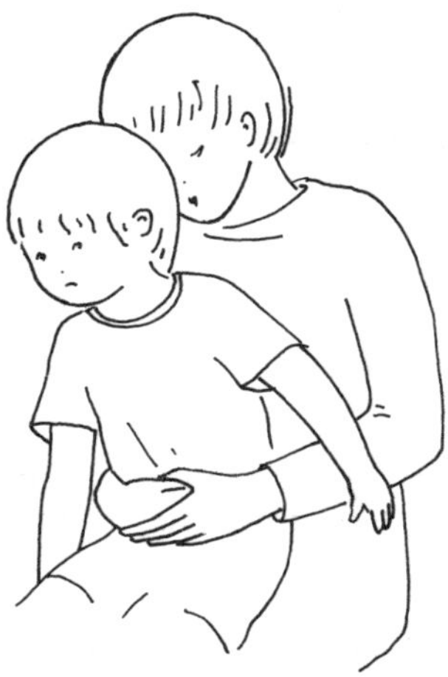

Manœuvre d'Heimlich

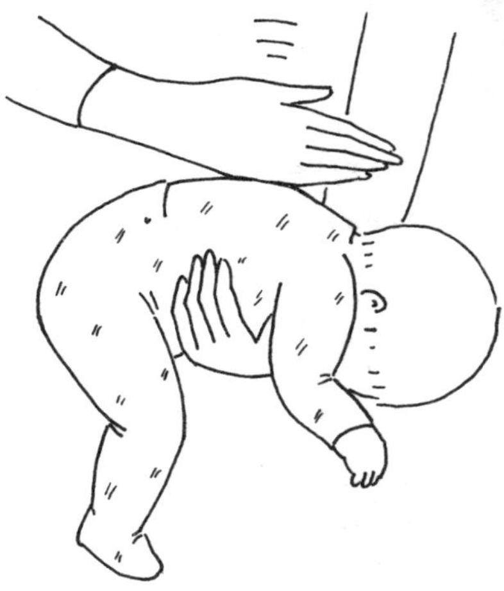

La Manœuvre de Mofenson (pour le nourrisson)

Mesure des pulsations

FICHE 38

BUT Compter le nombre de pulsations permet de mesurer le rythme des battements du cœur et de déceler des anomalies du fonctionnement cardio-circulatoire. La mesure du pouls est un élément de diagnostic.

Ce que vous devez savoir

Une pulsation est le léger soulèvement perçu sous les doigts, lorsqu'on déprime une artère sur un plan osseux. Il y a autant de pulsations que de battements cardiaques.

Un **pouls normal** est régulier, ample et bien frappé, il bat en moyenne à 60 à 80 pulsations/min chez l'adulte, à 60 à 70 pulsations/min chez la personne âgée, à 130 à140 pulsations/min chez le nouveau-né.

Prendre le pouls se fait : sur demande du médecin ou de l'infirmier, dans certains services, matin et soir en même temps que la prise de T° et spontanément si l'aide-soignant perçoit des signes de malaise cardio-vasculaire (état de choc...) au cours des soins.

Règle d'ORR

1 ORGANISATION

Matériel

- Montre avec trotteuse, ou chronomètre ;
- ou monitoring : dans certains services de malades aigus (cardiologie-réanimation-urgences...). Cet appareil électronique relié au malade affiche en permanence son pouls. Il suffit de lire le chiffre qui s'inscrit sur l'écran.

2 RÉALISATION

Efficacité

- Prendre le pouls sur un sujet au repos ou allongé, attendre quelques instants que le pouls se régularise ;
- l'aide-soignant prend le pouls le plus souvent au niveau de l'artère radiale, au niveau du poignet à la base du pouce. Il peut se prendre aussi au niveau de l'artère temporale (au-dessus de l'oreille) ou de l'artère carotide (au niveau du cou) ;
- déprimer légèrement l'artère avec les 3 doigts médians, ne pas prendre le pouls avec son pouce car on perçoit ses propres pulsations, compter pendant 1 minute entière (et non 15 secondes × 4).

Sécurité

Le pouls étant un signe vital, sa mesure demande une rigueur absolue dans sa prise et dans sa notation. En cas de doute, ne pas hésiter à contrôler une deuxième fois.

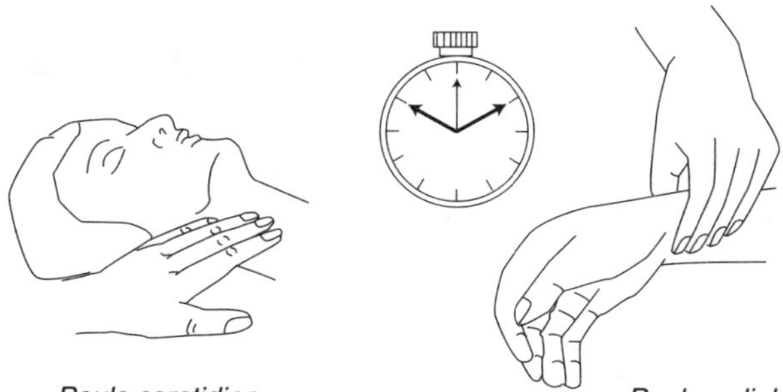

Pouls carotidien *Pouls radial*

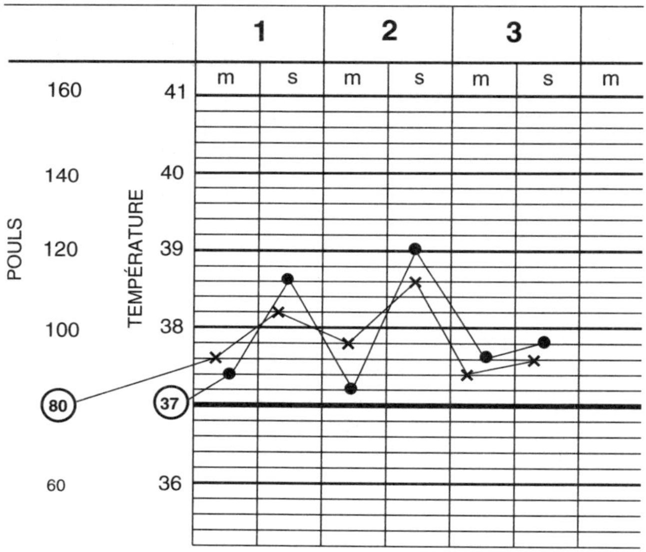

3 RELATION

Avec le malade

Prévenir du soin que vous effectuez, donner des réponses adaptées et pertinentes.

Avec l'équipe : transmettre

Transmettre à l'infirmier vos observations et éventuellement toute anomalie du pouls au niveau de :

- **sa fréquence :** normale, accélérée (ou tachycardie), ralentie (ou bradycardie);
- **son rythme :** régulier, irrégulier, intermittent, avec des pauses (ou arythmie);
- **sa tension :** pouls bien frappé, faible, filant, imperceptible, mou, fort, dur, bondissant.

Noter le résultat sur la feuille de température (voir fiche 45 page 104) et tracer la courbe (comme ci-dessus); le pouls **se note en rouge**.

Préparation du matériel à oxygène

FICHE 39

Ce que vous devez savoir

L'oxygénothérapie est **prescrite par le médecin**. L'installation et la surveillance des patients relèvent de la **compétence de l'infirmier**.
L'aide-soignant doit savoir préparer le matériel, le nettoyer et l'entretenir et observer des anomalies ou des dysfonctionnements et prévenir l'infirmier au cours des soins d'hygiène et de confort qu'il dispense à la personne.
Dans certaines pathologies respiratoires ou d'urgence, il est nécessaire d'enrichir en oxygène l'air que respire le malade.
L'oxygène peut être distribué de façon discontinue en cas d'urgence, ou de façon continue à l'hôpital ou à domicile chez des insuffisants respiratoires. Le débit se calcule en litre/minute. Le débit moyen est de 6 à 8 litres/min chez l'adulte et de 3 à 5 litres/min chez l'enfant.
L'oxygène est un gaz desséchant pour les muqueuses respiratoires. Pour compenser cet effet, un humidificateur ou barbotteur rempli d'eau est relié au système.
L'oxygène est un gaz mis sous pression qui **explose au contact d'une source de chaleur,** flammes, étincelles.

Règle d'ORR

1 ORGANISATION

Préparation du matériel

- **Pour la distribution de l'oxygène :** prise murale d'oxygène au niveau de la chambre dans les établissements de soin ou un obus muni d'un manodétendeur et d'un débitmètre pour régler la pression pour le domicile ;
- **pour donner l'oxygène** à la personne : **masque** utilisé surtout en réanimation/urgences ou **sonde** introduite par la narine ou **lunettes** dont 2 embouts rentrent dans les narines ou une **tente ou cloche** utilisée surtout chez les enfants ;
- **pour humidifier l'oxygène :** un barbotteur rempli aux 3/4 d'eau stérile ;
- **pour l'infirmier qui va poser la sonde :** gants stériles, spray siliconé pour lubrifier la sonde, sparadrap.

2 RÉALISATION

Efficacité. Confort

- S'assurer du bon fonctionnement du matériel (de la pression d'oxygène dans les obus) ;
- vérifier le niveau d'eau dans le barbotteur, et que l'eau fasse bien des bulles : **l'oxygène barbotte**, rajouter de l'eau stérile si nécessaire ;

• vérifier que la tubulure qui relie l'oxygène à la sonde ou aux lunettes soit bien fixée, ne soit pas coudée et soit suffisamment longue, pour que le malade ne tire pas dessus, et qu'il ait une certaine autonomie de mouvement;
• ne jamais modifier le débit de l'oxygène sans l'accord de l'infirmier;
• vérifier que l'aile du nez, sur laquelle est fixée la sonde avec le sparadrap, ne s'irrite pas (**risque d'escarre**).

Hygiène

• La sonde, les lunettes, la tubulure à usage unique sont changées si nécessaire par l'infirmier, et jetées à la fin de la prescription;
• l'humidificateur est nettoyé et désinfecté ou envoyé en stérilisation centrale;
• la prise murale et le débitmètre sont essuyés avec un nettoyant désinfectant.

Sécurité

Pour prévenir le risque d'explosion :
• ne pas mettre en contact l'oxygène avec des corps gras inflammables, type vaseline. Ne pas graisser la bouteille d'oxygène au niveau du mano-détendeur;
• ne pas approcher une flamme ou une cigarette de toute source d'oxygène. S'assurer que le malade a compris ainsi que son entourage.

3 RELATION

Avec le malade

Rassurer par sa présence lorsque le malade est anxieux (être gêné pour respirer angoisse facilement).

Avec l'équipe : transmettre

Transmettre à l'infirmier vos observations et toute anomalie au niveau du fonctionnement de l'oxygène : modification du débit.

Prévenir immédiatement l'infirmier :
• si le malade présente une cyanose au niveau des extrémités ou du faciès;
• s'il présente une difficulté ou une gêne à respirer : dyspnée ou des modifications de la respiration;
• s'il est plus somnolent ou plus agité ou angoissé et toute autre anomalie.

Aérosol non médicamenteux

FICHE 40

BUT Humidifier les voies respiratoires par l'intermédiaire d'un micro-brouillard.

Ce que vous devez savoir

Un gaz sous pression envoyé dans l'aérosol permet de transformer l'eau stérile ou le sérum physiologique en fin brouillard — pour humidifier les voies respiratoires d'un malade porteur d'une trachéotomie ou au cours d'une oxygénothérapie.
Les **aérosols médicamenteux** qui ont pour but principalement de désinfecter les voies respiratoires, de fluidifier les sécrétions sont **prescrits par le médecin**. Leur préparation et leur surveillance relèvent **de la compétence de l'infirmier**.
L'aide-soignant peut préparer et poser un aérosol non médicamenteux.

Règle d'ORR

1 ORGANISATION

Voir avec l'infirmier le meilleur moment pour mettre en place l'aérosol non médicamenteux.

Matériel

- L'appareil à aérosol qui comprend un nébuliseur en verre ou en plastique dans lequel on introduit le liquide, un embout buccal ou un masque bucconasal à travers lequel le malade va respirer ;
- un gaz sous pression (air ou oxygène) par l'intermédiaire d'un compresseur électrique ou de l'oxygène sous pression (obus ou prise murale) ;
- l'eau stérile à mettre dans le nébuliseur, des mouchoirs en papier, un haricot.

2 RÉALISATION

Efficacité. Sécurité

- Installer le malade, lui donner l'embout ou le masque ;
- mettre en route le gaz propulseur par le compresseur électrique, ou régler le débit de l'oxygène à 4 à 6 l/min (l'oxygène dans cette technique a seulement pour effet de transformer le liquide en fin brouillard) ;
- dire au malade de respirer calmement :
  - avec l'embout nasal : inspiration nasale, expiration buccale,
  - avec l'embout buccal : inspiration buccale, expiration nasale,
  - faire une inspiration forcée toutes les 20 respirations ;
- en cas de trachéotomie, l'embout est posé devant la canule (ne pas faire tomber de liquide dedans si le malade est couché) ;
- faire moucher si nécessaire.

Confort

- Installer confortablement le malade, le temps de la séance durant 10 à 15 min ;

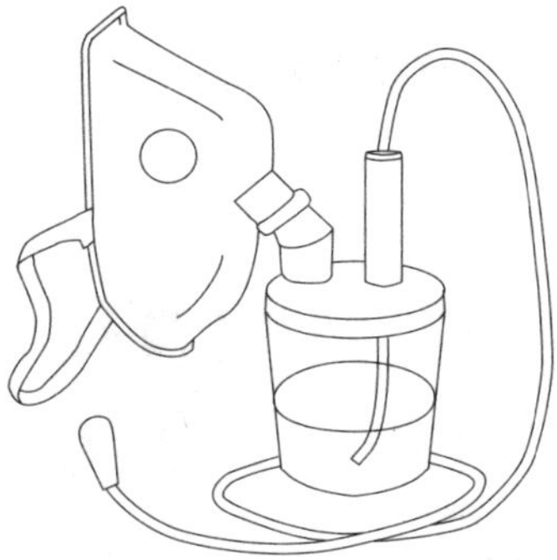

Aérosol branché sur O_2

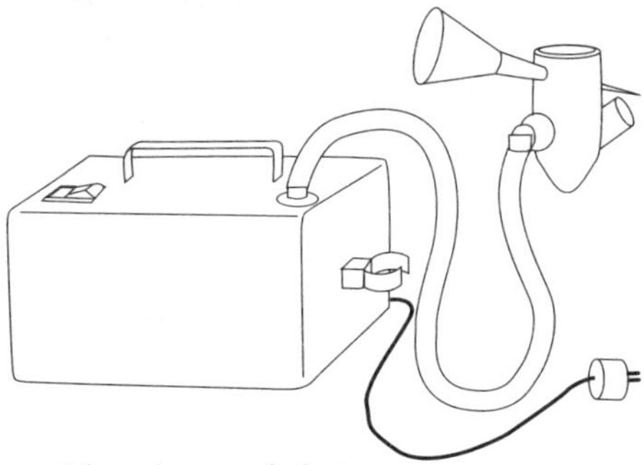

Aérosol avec générateur

- si le malade est trop fatigué, fixer l'embout ou le masque;
- à la fin de l'aérosol, réinstaller le malade.

Hygiène

- Nettoyer à l'eau et au savon l'embout ou le masque, et le nébuliseur : rincer, désinfecter et sécher;
- pour prévenir le risque de contamination, le matériel sera personnel au malade le temps de ses séances, ou à usage unique;
- à la fin, il sera nettoyé et envoyé en stérilisation centrale ou jeté si à usage unique.

3 RELATION

Avec le malade

Expliquer au malade comment procéder. Vérifier qu'il a compris l'inspiration buccale ou nasale.

Avec l'équipe : noter le soin et transmettre

Transmettre vos observations.

VII

BESOIN DE MAINTENIR LA TEMPÉRATURE DE SON CORPS

FICHE 41

Pesée et prise des mensurations chez l'enfant et l'adulte

BUT Connaître chez l'adulte sa stature pour la mise en place de thérapeutiques et de régimes et contrôler leurs effets. Surveiller chez l'enfant la croissance staturo-pondérale et l'évolution de certaines maladies.

Ce que vous devez savoir

Chez le nouveau-né, on mesure à la naissance son poids, sa taille, le périmètre crânien : **PC** et le périmètre thoracique : **PTh**. Le poids moyen : 3,250 kg, la taille : 50 cm, PC : 35 cm, PTh : 33 cm.
L'enfant double son poids de naissance à 5 mois et sa taille à 4 ans.
La mesure du périmètre crânien permet de surveiller le développement du cerveau et de dépister d'éventuelles anomalies. Le périmètre thoracique apprécie le développement du thorax de l'enfant.
Le poids et la taille de l'adulte se mesurent à son entrée à l'hôpital.
La mesure du poids permet le **suivi** de certains régimes (hypocaloriques, sans sel…) et la **surveillance** de traitements : les diurétiques et corticoïdes. Il permet aussi d'apprécier l'apparition d'œdèmes ou leur disparition.

Règle d'ORR

1 ORGANISATION

Matériel

- **Pour le poids :** balance à plateau pour le bébé, pèse-personne pour l'adulte qui tient debout, balance à sangles pour malades couchés;
- **pour la taille :** une toise horizontale (couchée) pour le bébé, verticale (debout) pour l'adulte;
- pour les périmètres crânien et thoracique : un centimètre souple (de couturière).

2 RÉALISATION

Efficacité

Pour le poids :

- la personne est pesée avec la **même** balance, à la **même** heure, avec les **mêmes** vêtements (l'adulte est partiellement dévêtu, le bébé est nu);
- le bébé doit être immobile, la personne ne doit pas prendre appui ou toucher le mur;
- lire le poids et le noter sur la feuille de température. On peut réaliser une courbe de poids et faire la différence en gain ou en perte avec le poids précédent.

Pour la taille :

• le bébé est maintenu couché entre les 2 plateaux de la toise, les jambes sont maintenues tendues;

• l'adulte est droit pieds nus, talons et dos contre la règle graduée, le plateau mobile est descendu sur sa tête;

• lire la taille sur la règle graduée, l'inscrire sur la feuille de température.

Le périmètre crânien se mesure au niveau des bosses frontales et occipitales avec le centimètre.

Le périmètre thoracique mesure le tour de poitrine au niveau des mamelons.

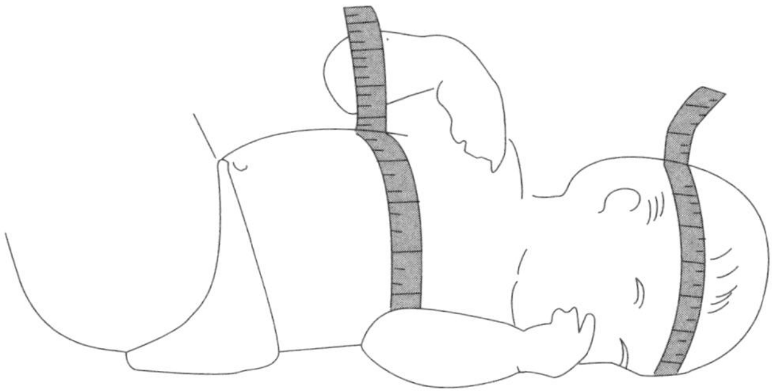

Mesure du PC et Pth

Hygiène

Désinfecter : la balance à plateau et la protéger d'une feuille de papier, les sangles de la balance à sangles, la toise et le centimètre.

Sécurité. Confort

• Ne pas laisser un bébé seul sur le plateau de la balance;

• si le bébé ou la personne ont froid, les couvrir (mais tarer la balance pour ne pas fausser le poids);

• agir vite si la situation sur la balance ou la toise est pénible ou instable.

3 RELATION

Avec la personne

Calmer le bébé qui n'apprécie pas toujours la balance.
Expliquer à l'adulte comment on va procéder et ce qu'on attend de lui.

Avec l'équipe : noter le soin et transmettre

Transmettre les mesures et vos observations.

FICHE 42

Change de linge du malade qui transpire

BUT Permettre au malade qui a beaucoup transpiré de se retrouver dans du linge sec.

Ce que vous devez savoir

La transpiration est un phénomène physiologique normal. Elle est assurée par les glandes sudoripares et permet à l'organisme de réguler sa température lors d'efforts musculaires ou de température ambiante élevée.
Dans des situations d'urgence, notamment en cas de fièvre, l'évaporation sudorale importante représente le mécanisme essentiel de la thermolyse entraînant une perte hydrique pouvant être responsable d'une déshydratation (surtout chez les bébés et personnes âgées).

Règle d'ORR

1 ORGANISATION

Il sera important de bien préparer le matériel pour tout avoir sous la main, afin de ne pas refroidir le malade.

Matériel

- Serviette, chemise, alèse, taie d'oreiller qui peuvent être mis à chauffer sur le radiateur;
- cuvette, eau + gant ou eau de toilette personnelle.

2 RÉALISATION

Efficacité

- Essuyer avec la serviette, rafraîchir avec l'eau ou avec l'eau de toilette, sécher au fur et à mesure, frictionner;
- changer la chemise, la taie, l'alèse.

Sécurité. Confort

- Tenir compte de la fatigue du malade, agir rapidement et en douceur;
- le malade doit rester couvert tout au long du soin; faire choisir entre rafraîchissement à l'eau ou à l'eau de toilette;
- donner à boire pour réhydrater. En cas de contre-indication, proposer un soin de bouche.

3 RELATION

Avec le malade

Entretenir la relation et évaluer l'état de fatigue du malade.

Avec l'équipe : transmettre

Transmettre le change et vos observations.

Actions pour réchauffer un malade

FICHE 43

BUT Utiliser des méthodes naturelles de réchauffement auprès d'un malade qui manifeste ou exprime un refroidissement de son corps.

Ce que vous devez savoir

L'équilibre thermique est le résultat d'une harmonie entre la chaleur produite par l'organisme et la déperdition de chaleur.
La production de chaleur ou **thermogenèse** est liée au métabolisme cellulaire et dépendante de l'apport alimentaire et de l'activité musculaire.
La déperdition de chaleur ou **thermolyse** se fait par élimination (sueur, selles, urines, respiration).
De nombreux éléments liés à l'environnement ou à la pathologie **peuvent perturber cet équilibre** complexe.
La personne qui a froid ne peut pas toujours l'exprimer verbalement (enfant, personne âgée).
L'aide-soignant doit savoir en observer les signes : peau sèche, pâleur cutanée, extrémités froides (les mains surtout), frissons.

Règle d'ORR

1 ORGANISATION

Mettre en place des actions de bon sens et voir l'infirmier pour s'assurer qu'il n'y a pas de contre-indication.

2 RÉALISATION

Efficacité

- Augmenter la chaleur de la pièce (vérifier radiateur chaud, fenêtre fermée, absence de courants d'air);
- augmenter les couvertures ou les vêtements;
- administrer des boissons chaudes (sauf contre-indication);
- proposer une friction douce, proposer un bain de pied chaud;
- si la personne a un **matelas à eau**, vérifier qu'il ne soit pas froid (pour conserver la chaleur, maintenir toujours le lit recouvert).

Sécurité

La bouillotte est interdite en collectivité.

Confort

- Demander à la personne ce qui serait agréable pour elle, pour aider au réchauffement;
- prendre les mains, les frictionner, faire un massage.

3 RELATION

Avec la personne

Aller la voir souvent pour être attentif à son réchauffement.

Avec l'équipe : noter le soin et transmettre

Transmettre à l'infirmier l'efficacité ou non des soins ainsi que vos observations.

FICHE 44

Prise de la température

BUT La prise de température permet de vérifier par l'intermédiaire d'un thermomètre si la personne a de la fièvre ou non.

Ce que vous devez savoir

La température est le degré de chaleur de l'organisme, elle est maintenue constante grâce à un système de thermorégulation.
La température est prise en général le matin et le soir; elle peut être demandée toutes les 3 heures.
Selon les types de thermomètres utilisés, la température peut se prendre au niveau : du rectum ou **température rectale**, de la bouche ou **température buccale**, du creux de l'aisselle ou **température axillaire**, du vagin ou **température vaginale**, de l'oreille ou **température tympanique**.

Règle d'ORR

1 ORGANISATION

Connaître le protocole du service pour l'organisation de la prise de température.
La personne doit être au repos depuis 10 à 20 min, la prise de température se faisant loin d'une émotion ou d'une douleur (soin).

Matériel

Il existe des thermomètres individuels :

• **Thermomètre à mercure.** Depuis le 1er juillet 1998, les thermomètres à mercure sont interdits à cause du risque toxique mercuriel pour l'homme et l'environnement (mesures françaises et européennes).
• **Thermomètre électronique à sonde thermique.** Le thermomètre comporte une gaine plastique de protection à usage unique. Le mode de prise peut être rectal, buccal, axillaire. Le temps de prise est de 60 à 90 secondes.

Il existe aussi des thermomètres à usage collectif :

• **Thermomètre électronique à capteur thermique.** C'est un appareil unique sur lequel on adapte pour chaque malade un capteur individuel à usage unique et jetable : le mode de prise peut être buccal et axillaire. Le temps de prise est de 15 à 20 secondes.
• **Thermomètre électronique à sonde à infrarouge.** C'est un appareil unique sur lequel on adapte pour chaque malade un couvre-sonde individuel à usage unique et jetable. Le mode de prise est uniquement tympanique (au niveau de l'oreille). Le temps de prise est de 2 secondes.

2 RÉALISATION

Efficacité

• S'assurer que le thermomètre est propre et prêt à l'emploi;
• selon le type de thermomètre utilisé : suivre les règles d'utilisation, respecter le temps de prise et lire la température affichée;

• pour une température axillaire, selon le protocole choisi par l'équipe : indiquer le mode de prise ou rajouter 5/10e à la température;
• ne pas prendre une température buccale tout de suite après l'ingestion d'eau ou d'aliments chauds ou froids;
• ne pas prendre une température rectale tout de suite après un lavement chaud ou froid;
• en cas de température inexpliquée, reprendre et vérifier.

Économie

• Après la prise de température, récupérer tous les thermomètres individuels;
• lorsque le thermomètre est collectif, unique et coûteux, l'utiliser avec précautions, le soignant prenant en charge les températures devant s'en sentir responsable.

Hygiène

• Le thermomètre individuel doit être lavé, rincé, désinfecté, séché et rangé après usage;
⚠ • être vigilant pour l'hygiène du thermomètre en prise rectale car il est source fréquente de contamination croisée lorsqu'il n'a pas de gaine plastique de protection à usage unique. Ne pas le poser n'importe où, le proposer au malade avec un sopalin (dans lequel il le mettra après la prise); s'il est personnel au malade : ne pas l'entreposer dans un récipient avec un désinfectant qui devient vite un réservoir de germes. Préférer le lavage, rinçage, séchage et rangement du thermomètre dans la chambre;
• en cas de thermomètre collectif, jeter après usage les protections individuelles. Décontaminer le lecteur avec une compresse antiseptique.

Sécurité

✏ • Lorsque le thermomètre est individuel, le tenir chez les enfants et les personnes agitées, désorientées ou dans le coma;
• s'assurer qu'il n'y ait pas de contre-indication au mode de prise choisi (inflammation ou intervention locale).

Confort

• La prise de température buccale, axillaire et tympanique préserve la pudeur, proposer éventuellement le mode de prise;
• pour une prise rectale, lubrifier le thermomètre si l'introduction est difficile ou la muqueuse fragile (bébé) et l'introduire doucement;
✏ • ne pas réveiller un malade pour prendre sa température.

3 RELATION

Avec le malade

Prévenir la personne, lui expliquer le mode d'administration du thermomètre et ce qu'on attend d'elle, la rassurer sur les règles d'hygiène utilisées.

Avec l'équipe : noter le soin et transmettre

Transmettre à l'infirmier tout incident ou anomalie dans la distribution des thermomètres ou la prise de température.

FICHE 45

La feuille de température

BUT Noter la température sur une feuille standard réservée à cet usage, ainsi que les informations sur le suivi médical de la personne hospitalisée, pour observer l'évolution de la maladie et dépister d'éventuelles complications.

Ce que vous devez savoir

La température peut varier physiologiquement. Elle est plus élevée dans une température ambiante ou un climat chaud, au cours des émotions (pleurs, rires) d'une activité physique, de la digestion et chez la femme au moment de l'ovulation. Elle est plus basse le matin et chez la personne âgée.
Une température normale varie autour de 36,8 °C le matin et 37,4 °C le soir.
Un malade qui n'a pas de fièvre est **apyrétique**; lorsqu'il a de la fièvre, il est **fébrile**.
La courbe peut être ondulante, en plateau, avec des pics... Véritable tableau de bord, la feuille de T° suit le malade pendant toute sa maladie. Elle fait partie du dossier de soins.

Règle d'ORR

1 ORGANISATION. RÉALISATION

Efficacité. Sécurité

La feuille est mise en route pour tout malade hospitalisé. L'aide-soignant en accord avec l'infirmier peut y noter :

- nom, prénom du malade, âge, numéro de chambre, médecin traitant;
- le poids et la taille;
- les courbes de T°, du pouls et de la diurèse;
- les résultats d'examens d'urines : sucre, albumine, acétone;
- les selles et tous signes anormaux : frissons, toux, vomissements.

On retrouve aussi sur la feuille, notés par le médecin et l'infirmier : le traitement médicamenteux; les régimes; les résultats d'examens biologiques, radiologiques ou autres...; en chirurgie : le jour opératoire, ablation de fils, drains, redons.
Les résultats doivent être notés sans rature, en respectant les **signes conventionnels** : la T° est notée par un point en bleu; le pouls est noté par une croix en rouge (voir fiche 38 page 91).

2 RELATION

Avec le malade

L'aide-soignant peut lui donner les résultats des mesures qu'il a prises personnellement : T°, pouls, diurèse, poids, taille, examens d'urines.

Avec l'équipe : transmettre

Transmettre tous les signes qui peuvent accompagner une fièvre : frissons, sueurs, céphalées, rougeur ou pâleur du visage, agitation, convulsions (enfant).
Une élévation de la température au-dessus de 37,5 °C est une hyperthermie, une diminution de la température au-dessous de 36,5 °C est une hypothermie.
Noter la température sur la feuille de température.

VIII

BESOIN DE DORMIR ET DE SE REPOSER. BESOIN DE CONFORT

FICHE

46 Installation pour la nuit

BUT Mettre le malade dans les meilleures conditions physiques et psychologiques pour qu'il trouve un sommeil réparateur.

Ce que vous devez savoir

Les besoins en sommeil sont variables selon l'âge et les individus : 20 h environ pour le nouveau-né ; 12 à 15 h chez le jeune enfant ; 8 à 10 h chez l'adolescent ; 7 à 8 h chez l'adulte.
Après une période d'endormissement où le sommeil est léger, vient une succession de cycles où alternent le sommeil lent, calme, **réparateur de la fatigue physique** et le sommeil paradoxal profond, phase de rêves, **réparateur de la fatigue nerveuse**.
Une fois la période d'endormissement passée, il faut attendre souvent **1 cycle entier** (1 h à 1 h 30) **avant de retrouver les conditions favorables** d'endormissement.
La maladie, l'hospitalisation, le placement peuvent entraîner des perturbations du sommeil, dont la principale est **l'insomnie** :
– au moment de l'endormissement, elle est souvent due à une émotion, une anxiété, une peur du diagnostic, de la maladie, de l'opération, de la mort... ;
– en pleine nuit, elle est souvent provoquée par la douleur ;
– elle peut être due à des causes extérieures telles : le bruit, la température des lieux, l'inconfort du lit, le changement des habitudes, la présence d'un voisin, les soins...

Règle d'ORR

1 ORGANISATION. RÉALISATION

Efficacité

- Proposer le bassin ou accompagner aux toilettes ;
- aider au déshabillage, installer dans le lit ;
- faire un massage prévention d'escarre si nécessaire ;
- aérer un moment la chambre, fermer les volets.

Sécurité

Créer un climat sécurisant : informer de la présence permanente de l'équipe et de sa disponibilité, rassurer le patient en lui donnant la sonnette et lui dire qu'il peut sonner à tout moment si nécessaire. Repérer :

- les habitudes de sommeil de la personne : heure du coucher, positions pour dormir, temps de sommeil ;
- ses rites d'endormissement : laver les dents, prendre une tisane, mettre sur la table de nuit ou l'adaptable des objets sécurisants pour la personne (réveil, mouchoir, livre, nounours pour l'enfant, etc.) ;
- inciter les malades, qui n'osent pas déranger, à le faire en cas de besoin ou difficulté.

Mettre les barrières pour les personnes qui ont l'habitude de les avoir pour la nuit, et pour celles qui sont agitées ou désorientées.

Hygiène. Confort

Créer une atmosphère de calme :
- refaire le lit : le « retaper », draps tirés, sans miettes, les oreillers en nombre, placés à la demande ;
- procéder au change pour les personnes incontinentes ;
- proposer le brossage des dents, le lavage des mains, de défaire les cheveux (barrettes, élastiques, peignes…) et d'ôter l'appareil dentaire ;
- installer confortablement la personne, en étant attentif aux mauvaises positions (voir fiches 31 et 32 pages 76 et 78) ;
- proposer une friction de détente au niveau du dos ;
- veiller à toute absence de bruit (ne pas parler à voix haute avec les collègues, utiliser des chaussures silencieuses, faire baisser la télévision des voisins) ;
- veiller à maintenir une demi-obscurité (éviter la lumière vive, utiliser une lampe de poche pour faire certains soins si c'est possible) ;
- éviter tout dérangement inutile et ne réveiller que si cela est justifié (soin ou surveillance impérative) ;
- répondre à des besoins d'hydratation, de « petite fringale » (sauf si à jeun) et d'envie d'aller aux toilettes.

2 RELATION

Avec la personne

Pour favoriser l'endormissement :
- Avoir une écoute attentive. Faire exprimer à la personne ses craintes par rapport à l'anesthésie, l'opération, des résultats d'examen, avoir une parole apaisante, de détente.
- Trouver des petits moyens pour calmer une personne anxieuse ou énervée. Proposer :
  - une boisson chaude (tisane, lait…),
  - un massage des mains,
  - laisser la lumière du cabinet de toilette allumée,
  - accepter de partager un moment avec la personne dans la salle de repos du personnel,
  - pour un enfant : raconter une histoire, faire un câlin, chanter une comptine.

Avec l'équipe : noter le soin et transmettre

- Les anomalies physiques dépistées par la surveillance ;
- si un malade paraît particulièrement anxieux, angoissé, ou souffrant ;
- les demandes du malade quant aux médicaments pour calmer la douleur ou pour dormir ;
- pour l'équipe de jour : comment s'est passée la nuit.

FICHE

47 Soins palliatifs

BUT Permettre d'aménager **la qualité de vie et de confort** du malade, alors que les traitements curatifs ne peuvent plus prolonger la vie.

Ce que vous devez savoir

La fin de vie est une période où les gestes, les attitudes, les mots et les silences prennent une **dimension essentielle.**

La prise en charge globale des malades en fin de vie doit se faire sur le plan physique, psychologique, spirituel.

Un malade en fin de vie est très souvent un malade fatigué et douloureux. Il a besoin de toute son énergie pour rester présent et attentif à ce qui se passe autour de lui. Il faut **respecter au maximum ses demandes** et ne pas le fatiguer inutilement par des stimulations excessives (hygiène, lever, repas…) qu'il ne désire pas et qui l'épuiseraient.

Un malade qui souffre est fermé à toute communication. Replié sur lui-même, il est centré sur sa douleur. Un accompagnement de qualité peut être bénéfique si la dimension physique de **la souffrance est prise en compte** et maîtrisée le mieux possible. L'avis des aides-soignants est précieux dans l'appréciation de la douleur.

Il est important **d'associer la famille** dans tout ce qu'elle peut faire de l'ordre du confort, du soulagement, de l'installation et du bien-être.

Règle d'ORR

1 ORGANISATION. RÉALISATION

Être à l'écoute des besoins du malade pour arriver à un confort et une qualité de fin de vie.

Efficacité. Confort. Hygiène. Sécurité

- *Prendre en compte la douleur :*
  - être attentif à la douleur ; entendre le patient qui se plaint : cris, gémissements;
  - traquer la douleur pendant les soins de confort et d'hygiène : toilette, installation;
  - repérer les attitudes et les signes de souffrance : grimaces, mimiques du malade qui ne se plaint pas;
  - observer la douleur à la mobilisation, au toucher; **la localiser pour bien la transmettre**.
- *Respecter le rythme de vie :*
  - adopter une souplesse dans les horaires de soins. Fonctionner au rythme des demandes du malade; savoir déplacer le temps de la toilette ou du repas du malade qui dort;
  - favoriser la vie par les fêtes, anniversaires, retour du malade chez lui pour une réunion de famille, ou se promener dans le jardin… ;
  - accueillir la famille et la solliciter comme partenaire à part entière.

Soins d'hygiène et de nursing

La toilette est un moment très fort ; la manière dont on considère le corps le grandit ou non :

• **prendre le temps** et des précautions pour la toilette qui apporte un meilleur confort physique et qui préserve l'intégrité corporelle (souvent dégradée par la maladie) et la dignité du malade ;
• savoir trouver un **équilibre** entre les soins maternants et une certaine autonomie, selon le degré de fatigue, et les étapes que traverse le malade par rapport à sa maladie (régression, démission, récupération...) ;
• proposer des bains qui sont relaxants ;
• proposer des massages de détente qui permettent au malade d'être touché, regardé, reconnu ;
• compléter les soins par des attentions : faire écouter la musique qu'il aime ; respirer l'eau de toilette qu'il préfère.

Installation

Le confort est primordial, l'installation est importante (voir fiche 29 page 72) :
• veiller à ce que la personne soit bien soutenue et calée par des coussins ;
• changer fréquemment de positions, car le malade est trop fatigué pour le faire lui-même ; mobiliser les membres avec douceur pour éviter l'ankylose qui fait souffrir.

Alimentation

Le manque d'appétit est fréquent sinon constant. Aider au repas (voir fiche 11 page 34) :
• offrir une alimentation à la demande, qui plaise au malade, avec ce qu'il souhaite, au moment où il le désire ;
• transmettre à la cuisine ou à la famille, une **envie alimentaire**, même si elle paraît bizarre ;
• ne jamais forcer un malade pour l'obliger à s'alimenter.

Élimination

• Lutter contre la constipation en favorisant l'hydratation et la diététique (fibres : légumes et fruits),
• en cas de diarrhées fréquentes, proposer une toilette du siège à l'eau et au savon et séchage doux.

Soulager le malade au niveau de ses symptômes et favoriser le confort :
• l'installer en position demi-assise s'il est encombré ;
• en cas de vomissements, avoir une présence attentionnée et faire les soins d'hygiène (voir fiche 13 page 38) ;
• lutter contre la sécheresse de la bouche, contre la bouche sale, ulcérée, infectée, malodorante, par des **soins de bouche** fréquents qui vont soulager l'inconfort général par un effet sédatif (voir fiche 5 page 16) ;
• lutter contre la sensation de soif, en humidifiant la bouche avec des pulvérisations d'eau d'évian ; donner des petits glaçons à sucer, une boisson agréable au malade à la cuillère ou à la pipette ;
• **prévenir les escarres** en mettant en place les moyens de prévention (voir fiche 8 page 22) ; les massages aux points d'appui sont doux pour ne pas faire souffrir.

2 RELATION

Avec le malade

Créer une relation de confiance en étant vrai, sincère, naturel, pour permettre au malade **d'oser dire** :

- être à l'écoute de ses craintes, ses angoisses, face à la maladie, la vérité, la mort;
- l'aider à garder son énergie, pour assumer les problèmes au fur et à mesure qu'ils se présentent;
- par les soins d'hygiène et de confort, aider le malade à restaurer sa dignité et une **image de soi** positive pour lui-même et sa famille;
- aider la famille à prendre sa place; favoriser la communication.

Avec l'équipe : transmettre

Transmettre la douleur dans son apparition et son évolution, et vos observations sur le comportement du malade, ainsi que ses demandes, qu'elles soient d'ordre psychologique ou spirituel.

L'équipe doit communiquer avec les médecins, psychologues, et tout intervenant pour savoir :

- ce que sait le malade, s'il a appris quelque chose d'important par rapport à sa maladie;
- où en est le malade dans son cheminement face à la maladie et ses pertes (dénégation, révolte, dépression, acceptation...) pour en mieux comprendre les manifestations et les comportements.

Authenticité, respect, humilité, dignité sont des attitudes qui aident l'équipe à mieux vivre. Respecter le ressenti et les émotions exprimées de chacun des soignants.

Soins aux personnes défuntes

FICHE 48

BUT Par un dernier geste d'accompagnement, pratiquer des soins d'hygiène et de confort par respect pour le défunt et sa famille, en étant attentif aux croyances religieuses et aux rites culturels.

Ce que vous devez savoir

Le médecin doit constater le décès et délivrer le certificat de décès.
Les objets personnels : bijoux, alliance, argent..., sont remis avec un inventaire à l'administration de l'établissement.
Une étiquette d'identification (nom, prénom, date du décès) est fixée sur le malade ou sur le linceul.
L'hygiène du défunt fait partie d'un rituel mortuaire universel, chaque religion ayant ses particularités.

Règle d'ORR

1 ORGANISATION. RÉALISATION

La toilette est effectuée rapidement après le décès.

Efficacité. Hygiène

- Tout le matériel de soins est retiré (sondes, perfusion, drains...), les plaies sont nettoyées et protégées par un pansement;
- la toilette complète est faite et terminée par le rasage du visage, la coiffure, et la coupe d'ongles;
- les orifices (anus, vagin) sont garnis, avec du coton ou protégés par un change complet (en cas d'écoulement par relâchement des sphincters).

Confort

Le défunt est mis dans une chambre seule; en cas d'impossibilité, mettre un paravent pour l'isoler des autres personnes:
- le défunt repose sur le matelas recouvert d'une protection et d'un drap ou linceul qui sera rabattu sur le corps au moment du départ pour la morgue;
- le corps est allongé, les jambes serrées l'une contre l'autre, les avant-bras ramenés sur la poitrine, mains jointes ou à plat (selon le désir de la famille);
- il est habillé avec les vêtements que la famille aura préalablement apportés (en l'absence de vêtement, le recouvrir d'un drap);
- la bouche si nécessaire est maintenue fermée par une bande qui retient le menton;
- les paupières sont fermées, les abaisser doucement avec les doigts après le décès.

Se rappeler que la dernière image que gardera la famille du défunt sera celle qu'on lui présentera après les soins d'hygiène.

2 RELATION

Avec la famille

L'accueillir avec compréhension, agir avec tact et dignité :
- respecter les temps de prière, la présence des proches, leur chagrin et ses manifestations ;
- si la famille est présente au moment de la toilette, si elle le peut et à sa demande, la laisser participer ;
- si elle le désire, lui laisser fermer les paupières et disposer les mains du défunt avec présence ou non d'objets symboliques ou religieux (livre saint, croix, médaille...) ;
- respecter les rites culturels et religieux : par ex. : pour la religion musulmane, les morts sont lavés complètement par la famille, le défunt n'est pas habillé, il est recouvert d'un drap blanc.

Avec l'équipe : transmettre

Transmettre le décès et l'heure.

✏ Savoir exprimer à l'équipe ses difficultés ou ses craintes de procéder à une toilette mortuaire, surtout si cela se produit pour la première fois.

IX

BESOIN D'ÉVITER LES DANGERS (SUR LE PLAN PHYSIQUE)

FICHE

49 Lavage des mains

BUT Prévenir la transmission manuportée, éliminer la flore microbienne transitoire.

Ce que vous devez savoir

Les mains sont le principal mode de transmission de micro-organisme, c'est la **contamination manuportée**.

Les infections **nosocomiales** sont les infections que la personne contracte à l'hôpital suite à une baisse de ses défenses immunitaires et à un manque de vigilance et de rigueur de la part des soignants : 70 à 90 % des infections nosocomiales seraient d'origine manuportée.

La **flore microbienne transitoire** est superficielle, varie au gré des contacts, elle est le reflet de la flore hospitalière, la main est le relais privilégié pour le transport microbien du personnel soignant au malade, au matériel et réciproquement.

Il existe 3 types de lavage des mains, selon les soins et techniques de soins à entreprendre : le lavage simple, le lavage antiseptique, le lavage chirurgical, en fonction des soins que pratique l'aide-soignant. C'est le **lavage simple** qui le concerne.

Règle d'ORR

1 ORGANISATION

Quand se laver les mains?

- *Vis-à-vis de soi-même :*
  - à la prise de service et en le quittant;
  - après tout geste de la vie courante (se moucher, manger, aller aux toilettes, fumer!).
- *Vis-à-vis du malade :*
  - avant tout soin ou activité de soin au malade;
  - après chaque geste contaminant (selles, urines, sécrétions, poubelle, W.-C.).

Matériel

- Point d'eau courante, savon liquide;
- essuie-mains à usage unique, poubelle.

2 RÉALISATION

Efficacité

- Les mains et avant-bras sont nus, les ongles sont courts, les bijoux sont retirés et les vernis interdits (ce sont des réservoirs à microbes);
- le savon liquide et les essuie-mains ont un distributeur adapté, le temps de lavage minimum est de 30 secondes;
- la poubelle est fermée et équipée de commande à pied.

Hygiène

• Ouvrir le robinet, laisser couler l'eau, mouiller les mains et les poignets, appliquer une dose de savon;
• laver les mains en massant et en insistant sur les espaces interdigitaux, laver le pourtour des ongles, la pulpe des doigts et les poignets;
• rincer abondamment et sécher par tamponnement avec l'essuie-mains à usage unique;
• fermer le robinet avec le dernier essuie-mains utilisé, le jeter dans la poubelle sans la toucher avec les mains;
• le point d'eau est propre, et les distributeurs sont nettoyés à chaque renouvellement de produit.

Économie

Utiliser seulement les quantités nécessaires; 1 dose de savon et 3 essuie-mains sont en général suffisants.

Sécurité

✏ Obéir aux protocoles de lavage des mains, ne pas le respecter est **une faute professionnelle**.
En absence de protocole et si le matériel n'est pas à disposition, **tendre le plus possible** vers ces exigences.

L'hygiène hospitalière n'est pas qu'une question de techniques et de matériel, mais aussi **de bon sens et de logique** dans les circuits **propre/sale** :
• chercher toujours la solution la moins mauvaise, par ex. : plutôt que de toucher avec les mains propres un couvercle de poubelle contaminé car non équipé de commande automatique, réserver à la collecte des essuie-mains (et seulement à cet usage) une corbeille garnie d'un sac plastique;
• proscrire et interdire le savon en pain, la brosse, l'essuie-mains en tissu particulièrement contaminants car réensemencés à chaque passage;
• le port de gant se fait toujours après un lavage de main.

✏ Se rappeler que la **rigueur est essentielle**, mieux vaut un lavage de mains simple bien exécuté, qu'un lavage plus sophistiqué mais mal fait.

3 RELATION

Avec l'équipe : transmettre

Transmettre toute anomalie de fonctionnement des distributeurs ou de la poubelle.

Chercher en équipe des moyens ou astuces qui pourraient améliorer la prévention de la contamination et réduire les infections nosocomiales.
Mettre en place un protocole de lavage de mains et le faire valider par l'infirmière hygiéniste ou le CLIN (comité de lutte contre les infections nosocomiales).

FICHE 50

Mise en place de moyens de sécurité

BUT Éviter que la personne que l'on prend en charge ne se trouve dans des situations où elle risque de se blesser.

Ce que vous devez savoir

Quand une personne entre dans un hôpital ou un établissement de soins et qu'elle est prise en charge par un service (consultation, soins, placement), **la responsabilité de l'hôpital est engagée**.
L'aide-soignant doit savoir repérer les **facteurs de risque** qui sont de 4 ordres :
– Facteurs de risques liés à **l'environnement**. Les règles de sécurité dans l'aménagement d'un service ou d'un lieu de vie répondent normalement à l'origine à des normes et règles précises, qui sont quelquefois ensuite détournées par le personnel. Ex. : portes d'issue de secours bloquées par du matériel…
– Facteurs de risque **inhérents à la personne** elle-même, liés à l'âge où à la pathologie : bébés, enfants, personnes âgées, personnes agitées, désorientées (type maladie d'Alzheimer) agressives ou dépressives.
– Facteurs de risques liés à des **facteurs biologiques ou médicaux :** réduction de la motricité, altération de la coordination motrice, troubles de l'équilibre, diminution du niveau de conscience, déficits sensoriels (vue, ouïe), médicaments entraînant des effets non désirables.
– Facteurs de risque liés aux **pratiques de soins et comportements du soignant** qui :
- n'applique pas les règles de sécurité liées à chaque acte ou soin,
- banalise une situation à risque car trop habituelle,
- manque de jugement ou de perspicacité dans une situation nouvelle,
- surestime ses capacités physiques (ex. : lever seul un malade trop lourd) ou psychologiques,
- sous-estime les imprudences et les comportements à risques (physiques ou psychologiques) de certaines personnes malades ou placées.

Règle d'ORR

1 ORGANISATION. RÉALISATION

Le recueil de données et la lecture des transmissions vont permettre de connaître la personne et de repérer les facteurs de risque éventuels.

Efficacité. Sécurité

Laisser toujours à portée de main de la personne un moyen d'appel.

Pour prévenir les chutes :

• garder les sols secs et non glissants, en ramassant et nettoyant liquides ou détritus tombés à terre, en ne laissant traîner aucun objet à terre sur les lieux de passage (couloir ou chambre);

• mettre toujours les barrières de sécurité du lit pour les bébés, et adultes ou personnes âgées inconscients, agités ou désorientés, et bloquer les roulettes des lits et fauteuils roulants;
• ne pas laisser debout et seule une personne affaiblie ou qui présente des troubles de l'équilibre, si nécessaire les personnes agitées seront maintenues au fauteuil au moyen d'un drap.

Pour prévenir les brûlures :
• vérifier toujours la température de l'eau d'un bain, d'une douche, et des aliments et des boissons des personnes que l'on fait manger;
• s'assurer que les malades ne fument pas dans les chambres (risque d'incendie).

Pour prévenir les étouffements et fausses routes (voir fiche 12 page 36) :
• donner des petits morceaux d'aliments aux personnes ayant des troubles de la déglutition, leur donner à boire lentement, ne pas laisser seul un bébé avec son biberon;
• ne pas laisser traîner de petits objets auprès d'un bébé ou d'un jeune enfant.

Pour prévenir les empoisonnements surtout auprès des enfants et des personnes désorientées :
• stocker dans un lieu fermé à clé les produits d'hygiène et d'entretien;
• prévenir l'infirmier si l'armoire à pharmacie n'est pas fermée à clé.

Pour prévenir les noyades :
• toujours maintenir un enfant dans son bain et ne jamais le laisser seul;
• ne pas laisser seule ou sans surveillance une personne dans une baignoire.

Pour prévenir les fugues :
• s'assurer que les verrous de sécurité soient présents aux portes et aux fenêtres;
• accentuer la surveillance auprès des enfants et personnes désorientées ou suicidaires.

Pour prévenir coupures et blessures :
• enlever couteaux ou objets coupants auprès des enfants et personnes désorientées.

2 RELATION

Avec la personne

Lui expliquer si nécessaire les mesures de protection mises en place. Garder une écoute attentive face à une personne agitée, agressive, ou à tendance suicidaire. Rester auprès de la personne si nécessaire et ne pas la laisser seule.

Avec l'équipe : transmettre immédiatement

• Vos observations sur une personne qui pourrait faire penser que sa sécurité est en jeu tout de suite,
• tout comportement qui pourrait faire penser à une fugue ou une conduite suicidaire,
• tout malade ou personne absente du service.

FICHE

51 Préparation de l'opéré

BUT Participer à la préparation physique et psychologique de l'opéré pour le mettre dans les meilleures conditions possibles et prévenir les complications.

Ce que vous devez savoir

Une intervention et une anesthésie sont toujours pour la personne, à des niveaux différents, une atteinte agressive tant sur le plan physique que psychologique.

La préparation physique comporte une toilette générale et la préparation du champ opératoire (la zone à opérer) pour prévenir les risques d'infection. **La préparation du champ opératoire relève de la compétence de l'infirmier.**

La préparation psychologique avec une écoute attentive, un dialogue, une compréhension, créera un climat de confiance qui peut aider à faire baisser le niveau d'anxiété avant l'anesthésie.

L'anesthésie générale nécessite une surveillance des signes vitaux. La recherche de pâleur ou cyanose au niveau du visage ou des mains est un repère important et exige l'absence de maquillage, ou de vernis à ongles. Les prothèses dentaires sont enlevées pour ne pas gêner l'intubation. L'opération pouvant être plus ou moins longue, la vessie doit être vide. Le malade sera à jeun (6 h minimum), pour éviter le risque de vomissements alimentaires et leur inhalation au cours de l'anesthésie et du réveil.

La prémédication consiste en une injection médicamenteuse **prescrite par le médecin anesthésiste,** qui prépare le futur opéré à l'anesthésie générale pour qu'elle soit plus efficace et mieux supportée.

Règle d'ORR

1 ORGANISATION

Matériel

- Pour la toilette ou le bain (voir fiches 1 et 4 pages 6 et 14).

2 RÉALISATION

Efficacité

Selon le protocole du service :
- toilette complète ou bain ou douche, un 2e bain est quelquefois demandé par le chirurgien;
- dîner léger, malade à jeun à partir de minuit (pour une intervention le lendemain) ou 6 h avant l'intervention;
- vérifier l'absence de bijoux, prothèses, lentilles, vernis à ongle;
- faire aller aux toilettes ou proposer un bassin pour faire uriner;

• prendre la température et le pouls ;
• le revêtir d'une chemise, d'un bonnet qui couvre les cheveux, et de bottes.

Hygiène

Au moment de la toilette et du bain, être attentif au niveau des zones difficilement accessibles : ombilic, dos, poils (qui sont des réservoirs de germes).

Le lit est refait avec du linge propre avant qu'il ne parte au bloc avec la personne.

Confort

• Vérifier que la personne n'ait pas froid pendant sa préparation ;
• Proposer un shampooing en même temps que la douche ou la toilette.

Sécurité

• s'assurer que le futur opéré ait compris l'importance du jeûne, c'est-à-dire ne pas manger, ne pas boire (ni prendre un comprimé), ne pas fumer ;
• le malade ne doit plus se lever après la prémédication (risque de vertiges) ;
• avant d'aller au bloc, demander au malade s'il est bien à jeun (attention à la cigarette du matin).

3 RELATION

Avec la personne

Calmer l'anxiété, entendre les craintes, ne pas les minimiser, sécuriser par des propos sécurisants et valoriser le savoir-faire des équipes de soins.
En quittant la personne : lui préciser « à tout à l'heure ». La personne saura qu'elle est attendue.

Avec l'équipe : transmettre

Transmettre toute difficulté ou incident au moment de la préparation ou avant l'intervention :
• si la personne a malencontreusement oublié qu'elle devait rester à jeun,
• le comportement et l'expression d'une appréhension face à l'intervention, ou une méconnaissance ou une interrogation de cette personne sur ce qu'on doit lui faire au niveau de son opération.

FICHE

52 Retour de l'opéré

BUT Préparer la chambre et le lit de l'opéré pour son retour de bloc afin que sa sécurité et son confort soient assurés.

Ce que vous devez savoir

L'anesthésie générale, par l'injection de produits médicamenteux, permet d'endormir le malade pour qu'il ne ressente pas la douleur, et de relâcher ses muscles (dont les muscles respiratoires) pour faciliter le travail opératoire du chirurgien. Le malade est alors inconscient et, pour lui permettre de respirer, il sera intubé et ventilé par respiration assistée.

La péridurale et la rachis-anesthésie sont des anesthésies loco-régionales de la moitié inférieure du corps. Elles consistent en une injection au niveau du rachis, par laquelle le médicament va anesthésier directement les fibres sensitives nerveuses (de la douleur). Le malade ne ressent plus le bas de son corps, mais garde toute sa conscience.

A sa sortie de la salle d'opération, l'opéré reste en salle de réveil sous la surveillance de l'anesthésiste et de l'infirmière anesthésiste. Il ne sera réinstallé dans sa chambre que lorsqu'il aura récupéré ses réflexes vitaux.

Règle d'ORR

1 ORGANISATION

Profiter du temps où l'opéré est au bloc pour préparer sa chambre.

Matériel

- Matériel de surveillance des signes vitaux : appareil à tension, stéthoscope, thermomètre, feuille de surveillance postopératoire, en cas d'urgence pour l'avoir sous la main : matériel d'aspiration et d'oxygénothérapie;
- matériel de sécurité : barrières, attaches éventuellement;
- matériel de confort : pied à sérum + panier; porte-poche à urines; bocal à urines; porte-redons, couverture supplémentaire, cerceau de lit; cales pour surélever le lit (déclive);
- matériel d'hygiène : linge de rechange (alèse, chemise), sopalin ou mouchoirs jetables, haricot.

2 RÉALISATION

Efficacité

- Nettoyer la chambre et l'aérer, la mettre à bonne température : 20 °C/22 °C;
- refaire le lit (s'il n'est pas resté au bloc) sans oreillers avec éventuellement un matelas prévention d'escarres;
- nettoyer la table de nuit et l'éloigner du lit;
- installer le matériel en état de marche et prêt à fonctionner.

Sécurité. Confort

À son retour du bloc, l'aide-soignant aide l'infirmier à l'installation de l'opéré. Pendant que l'infirmier veille à la sécurité du malade (surveillance des constantes, vérifications, etc.), l'aide-soignant veille à son confort.
Suite à une anesthésie générale, l'opéré est couché sur le côté (PLS) ou sur le dos tête à plat sur le côté :

- vérifier que l'opéré n'ait pas froid; mettre si nécessaire une couverture;
- maintenir le bras perfusé; accrocher la perfusion sur le pied à sérum;
- accrocher la poche à urines et mettre en place éventuellement les redons dans leur support;
- si l'opéré est porteur de matériel ou de plâtre, aider l'infirmier à l'installer (soulever avec la paume de la main à plat le plâtre qui n'est pas encore sec);
- nettoyer si nécessaire les traces de sang ou de plâtre;
- mettre les barrières, donner la sonnette;
- rester près du malade en cas de vomissements ou d'agitation (risque d'arracher pansements, sondes...);
- ne pas donner à boire : humecter éventuellement les lèvres avec une compresse imbibée d'eau ou avec un brumisateur d'eau;
- savoir reconnaître les signes de complications postopératoires (voir « Relation avec l'équipe ») et prévenir immédiatement l'infirmier.

3 RELATION

Avec l'opéré

Rester près de lui, le rassurer, lui donner des repères, le réorienter dans le temps et l'espace, c'est-à-dire se présenter à nouveau, lui dire que l'opération est terminée, qu'il est dans sa chambre, qu'il n'est pas tout seul.
Lui demander si son installation est correcte, s'il ne souffre pas trop.

Avec l'équipe

⚠ **Prévenir immédiatement l'infirmier en présence :**

- de difficultés cardio-respiratoires : pâleur, sueurs, agitation, pouls filant, cyanose, rythme respiratoire anormal, encombrement bronchique (voir fiches 36 et 37 « transmettre » pages 88 et 89);
- d'un écoulement de sang trop rapide ou important au niveau des drains, des redons ou du pansement;
- d'une douleur qui devient insupportable;
- d'un état de conscience qui se modifie : somnolence anormale, agitation extrême;
- **en cas de plâtre :** de fourmillements, de douleur localisée, en présence d'extrémités blanches et froides ou cyanosées (bleues) et œdématiées (gonflées);
- de toute autre anomalie.

FICHE 53 Prévention et lutte contre la douleur

BUT Repérer chez la personne les manifestations de la douleur pour les transmettre et mettre en place des actions de confort et d'hygiène pour soulager les symptômes qui l'augmentent.

Ce que vous devez savoir

La douleur est définie comme « une expérience sensorielle et émotionnelle désagréable associée à des lésions tissulaires réelles ou potentielles ou décrites en ces termes ».

La douleur physique est un **signe d'alarme**, une fois sa cause identifiée, elle devient inutile. Elle doit être traitée et ramenée à un niveau que le « patient » définira comme supportable. Elle est perçue différemment par chaque personne en fonction de sa **personnalité**, de son **histoire** et du **sens** qu'elle lui donne : la douleur et la sensation que l'on en a sont propres à chaque individu.

La **douleur aiguë** est une manifestation temporaire d'un dysfonctionnement de l'organisme, elle est souvent vive et bien localisée; elle est un signe qui protège des complications. En général elle est prise en compte assez rapidement et traitée efficacement.

La douleur chronique, plus diffuse, s'installe souvent lentement, se prolonge dans le temps, devient une **maladie** à part entière, car elle atteint le corps et affecte le psychisme; elle mine, épuise et modifie le comportement. Elle n'est pas toujours exprimée par le malade, pas toujours entendue par les soignants et est plus difficile à cerner.

La douleur est traitée par des antalgiques et des analgésiques. En fonction des réactions du malade, les antalgiques sont donnés par palier, le dernier palier étant la **morphine**.

*Un malade qui souffre est **fermé à toute communication**. Il est centré sur sa douleur.*

L'aide-soignant qui a pu observer les signes de souffrance du malade, au cours des soins, doit transmettre ses observations en précisant l'intensité de la douleur, sa localisation, sa nature et sa fréquence. Des fiches journalières de la douleur où tous ces paramètres sont indiqués deviennent ainsi de véritables outils de diagnostic et de prise en charge de la douleur.

Règle d'ORR

1 ORGANISATION

- Différer les soins prévus, si la personne se plaint de trop souffrir;
- si elle est sous « traitement de la douleur », repérer le moment où cette douleur est calmée pour pratiquer les soins d'hygiène et de confort;
- organiser les soins en équipe pour laisser des « temps de pause » entre le passage des différents acteurs de soins (infirmier(e), aide-soignant, kinésithérapeute, etc.).

2 RÉALISATION

Efficacité

• Procurer un environnement adéquat : tranquillité, lumière tamisée, obscurité, chaleur...

• S'assurer au moment des repas que le malade prenne bien ses médicaments. Administrée le plus souvent par voie orale, la morphine existe en sirop, en comprimés ou gélules :
- les comprimés de *Moscontin* ne doivent pas être croqués, ni écrasés;
- les gélules de *Skénan* peuvent être ouvertes et mélangées à la boisson (jus de fruit) ou à la nourriture (yaourt).

• Lutter contre les symptômes qui augmentent la douleur : diarrhée, incontinence, dyspnée, vomissements, escarres... : mettre en place des soins d'hygiène et de confort (voir ci-dessous).

• Lutter contre les effets indésirables du « traitement contre la douleur » et veiller au confort : la constipation sous morphiniques est fréquente; transmettre un changement de rythme d'évacuation par rapport aux habitudes du malade et mettre en place les mesures de prévention de la constipation (voir fiche 27 page 66).

• Demander au patient d'évaluer l'intensité de sa douleur par rapport :
- à un moment précédent : avez-vous plus mal? moins mal? la douleur est-elle identique;
- à un mouvement donné : soulage-t-il la douleur? l'augmente-t-il?...
- à un ressenti de la douleur et de donner une note (qui sera inscrite sur le cahier de transmission, ainsi que l'heure) : la note 0 étant l'absence de douleur, la note 10 étant la douleur totale.

Confort

• Veiller à une bonne installation du malade qui peut diminuer la douleur : à l'oreiller bien positionné qui maintient le dos, au coussin qui soulage etc. La dyspnée peut être réduite par une installation demi-assise, confortable avec des oreillers bien calés dans le dos.

• En cas d'insomnie, favoriser le repos du jour; ne pas réveiller la personne quand elle dort et savoir retarder la distribution du petit-déjeuner ou la toilette; privilégier les moments de sieste dans la journée.

• Une bouche sèche, ulcérée, infectée, sale ou malodorante, abîmée par la maladie, la fièvre, les régimes et la prise de médicaments, peut être calmée par les soins de bouche répétés 4 à 5 fois par jour avec la solution demandée par le médecin (voir fiche 5 page 16). Entre ces soins, la bouche peut être humidifiée par des pulvérisations d'eau avec un brumisateur ou par des glaçons que l'on fait sucer. Les lèvres seront protégées de la sécheresse et des gerçures par l'application d'un corps gras type vaseline.

Hygiène

Les soins d'hygiène vont permettre de calmer la douleur provoquée par des symptômes fréquents qui se surajoutent à la maladie :

• en cas de diarrhée, pratiquer des soins d'hygiène fréquents : toilette du siège, séchage par tamponnements, pour éviter l'inflammation (voir fiche 6 page 18) ;
• en cas d'incontinence, multiplier les changes avec toilette du siège pour éviter l'inconfort du siège humide, la macération et l'irritation des tissus par l'urine et les matières fécales (voir fiche 6 page 18) ;
• en cas de vomissements, donner des soins d'hygiène rapides et efficaces (voir fiche 13 page 38) ;
• en cas d'escarres, pratiquer les soins de prévention (voir fiche 8 page 22) et veiller particulièrement à l'hygiène de la peau et du lit.

Sécurité

⚠ Savoir repérer et discerner les **douleurs aiguës qui signent l'urgence** et prévenir immédiatement l'infirmier en cas de :
• douleurs thoraciques que l'on retrouve principalement dans les maladies cardio-respiratoires (embolie pulmonaire, pneumothorax, infarctus du myocarde...) ; de même la douleur au niveau du mollet avec risque de phlébite... ;
• douleurs abdominales et lombaires dans les maladies des appareils digestif et urinaire (pancréatite aiguë, cholécystite, colique néphrétique...) ;
• douleurs pelviennes (du bas-ventre) et abdominales et lombaires dans les pathologies en gynécologie et obstétrique (salpingite, grossesse extra-utérine...).

3 RELATION

Avec le malade

⚠ Il faut croire le patient quand il se plaint. Toute personne **qui dit « j'ai mal » a mal** et il ne faut en aucun cas :
• la juger douillette ;
• la comparer à un autre malade qui a la même pathologie et qui ne se plaint pas ;
• lui dire que cela n'est pas possible car on a augmenté les doses d'analgésiques.

Quand le patient est dans une phase aiguë de douleur, passer régulièrement :
• pour voir si le traitement prescrit par le médecin et exécuté par l'infirmier fait effet,
• pour signifier à la personne qu'elle n'est pas abandonnée avec sa souffrance.

Avec l'équipe : transmettre

Transmettre les plaintes entendues et noter :

• Leur fréquence et leur intensité :
 – le moment de leur apparition : le jour, la nuit, pendant les soins, au moment d'une mobilisation, après une visite... ;

– les mots employés pour décrire la douleur : qui « serre », « ronge », « déchire », « tord », « arrache », « écrase », « tape », « brûle », « en coup de poignard » ;
– ses effets : elle « fatigue », « épuise », « angoisse », « harcèle », « exaspère », « déprime », « donne envie de mourir » ;
– des accès douloureux paroxystiques à type de « décharges électriques » associées à des fourmillements et des picotements qui peuvent se surajouter à un fond douloureux.

• Les attitudes corporelles qui accompagnent la douleur :
– au niveau du visage : pleurs, grimaces, pâleur, sueurs... ;
– au niveau de la position et des mouvements : position antalgique (position qu'adopte le malade pour ne pas souffrir), repliée, immobile, qui économise ses mouvements...

• Les sensations ressenties par le soignant lors du toucher ou de manipulations du malade : un corps crispé, tendu, qui a peur de réveiller la douleur.

• Le comportement du patient :
– qui ne supporte plus le bruit, la lumière, son voisin, sa famille, les visites : tout lui est devenu insupportable ;
– qui appelle tout le temps, qui est agité la nuit ;
– qui ne dit plus rien, ne s'intéresse plus à rien, qui n'a plus envie de manger...

• Les effets indésirables du traitement : constipation, nausées, vomissements, somnolence...

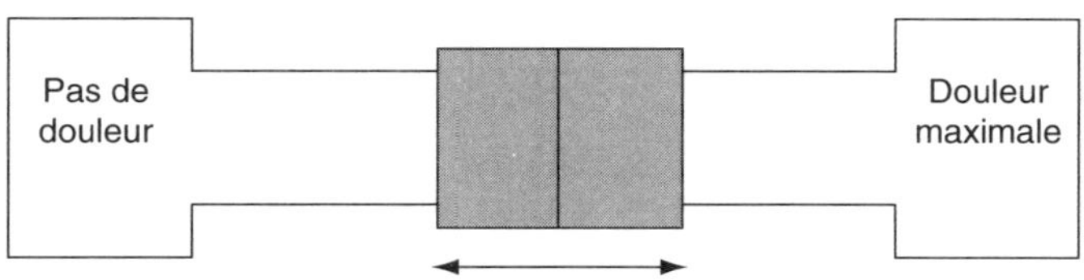

Échelle visuelle analogique

Graduation en centimètres de la ligne horizontale au verso de l'échelle (qui mesure 10 cm). L'emplacement du curseur donne l'intensité douloureuse, notée de 0 à 10.

FICHE 54

Malade porteur d'une perfusion

Ce que vous devez savoir

Une perfusion est **prescrite par le médecin**. Sa pose et la surveillance de son fonctionnement relèvent de la **compétence de l'infirmier**.
L'aide-soignant au cours des soins d'hygiène et de confort qu'il dispense à la personne peut être amené à observer des anomalies ou des dysfonctionnements et doit prévenir l'infirmière.
Une perfusion permet d'hydrater la personne et de lui apporter des éléments nutritifs ou médicamenteux. C'est aussi une « voie d'abord » ou voie d'accès, dans laquelle le médecin pourra injecter rapidement un médicament en cas de problème.
La perfusion comporte : des **risques d'accidents cardiaques**, si le débit est trop rapide, ou en présence d'air dans la tubulure, des **risques d'accidents infectieux**, des **risques d'accidents** locaux lorsque le liquide **passe à côté** de la veine, entraînant une compression des tissus ou des nerfs, des **risques d'accidents allergiques** dus à certains médicaments.
C'est la différence de pression entre la perfusion (surélevée) et la veine qui permet l'écoulement du liquide; le débit de la perfusion peut être réglé par une seringue électrique.

Règle d'ORR

1 ORGANISATION. RÉALISATION

Efficacité. Sécurité. Confort

Le bras doit être mis et maintenu en bonne position pour permettre le bon fonctionnement de la perfusion :
- l'écoulement doit être régulier selon le rythme réglé par l'infirmier. Il ne doit pas être arrêté, le débit ne doit pas être modifié;
- la tubulure ne doit pas être coudée ou écrasée par le malade et ne doit pas avoir une présence de bulles d'air ou de sang;
- le bras ne doit pas être gonflé, rouge ou douloureux;
- mettre la sonnette à portée de main.

2 RELATION

Avec le malade

⚠
- Lui expliquer les éléments de surveillance et lui demander d'appeler si nécessaire;
- lui dire de ne jamais toucher la pince ou la roulette qui règle le débit.

Avec l'équipe : transmettre à l'infirmier

- Un bras rouge, gonflé, douloureux;
- un débit qui s'est modifié ou arrêté; de la présence de sang dans la tubulure; un flacon presque vide.

⚠ ■ *Arrêter la perfusion et prévenir immédiatement l'infirmier en présence :*
- de sueurs, de gêne respiratoire, d'angoisse du malade, de frissons, d'hyperthermie, de tachycardie, de démangeaisons;
- d'un débit trop rapide ou de présence d'air dans la tubulure.

Prévention et lutte contre les effets néfastes de l'alitement prolongé

FICHE 55

BUT Mettre en place une surveillance et des actions pour prévenir les effets et les risques éventuels entraînés par toute immobilisation au lit.

Ce que vous devez savoir

Toute immobilisation au lit peut entraîner pour le malade les risques suivants :

– *Une compression des tissus* entraînant au niveau des points d'appui, une diminution de la circulation sanguine et une absence d'oxygène. La destruction des tissus et leur nécrose (mort) constituent les **escarres**.

– *De mauvaises positions* ou **attitudes vicieuses**.

– *Une diminution ou une impossibilité de mouvoir une articulation*, entraînant **l'ankylose**.

– *Une stase veineuse* favorisant les **troubles thrombo-emboliques**. Pour éviter la formation de caillots et le risque de phlébite, un traitement anticoagulant préventif est mis en place. Il rend le sang plus fluide mais engendre le risque d'hémorragies.

– *Une stase des sécrétions bronchiques* entraînant un **encombrement bronchique**. Le risque d'infection est grand chez la personne âgée ou l'insuffisant respiratoire qui ont du mal à évacuer par la toux leurs sécrétions bronchiques. La position demi-assise et la mobilisation limitent la stase des sécrétions et en favorisent l'évacuation.

– *Une paresse du péristaltisme intestinal* évoluant vers une **constipation**. L'apport de fibres stimule l'intestin; un apport d'eau suffisant évite la sécheresse des selles.

– *Une stase urinaire* qui, ajoutée à l'absorption de certains médicaments modifiant le pH des urines, risque de provoquer des **infections urinaires**.

Règle d'ORR

1 ORGANISATION

⚠ Profiter du moment de la toilette, des changes et des réinstallations pour examiner le malade au niveau des zones à risques et pratiquer les soins de prévention.

2 RÉALISATION

Efficacité. Hygiène. Confort

■ *Pour prévenir les escarres (voir fiche 8 page 22) :*

• examiner la peau au niveau des points d'appui pour dépister des rougeurs;

• mettre en action plusieurs moyens de prévention adaptés : ne pas se contenter d'un seul moyen qui serait inefficace et dangereux (car il rassure sans prévenir).

Pour prévenir les ankyloses et les attitudes vicieuses (voir fiche 32 page 78) :
• pour éviter que l'articulation ne s'enraidisse, pratiquer une mobilisation active/passive;
• pour éviter les mauvaises positions, observer la posture et placer judicieusement coussins, alèses, et sacs de sable qui vont maintenir en bonne position les parties du corps qui auraient tendance à fléchir ou à prendre des attitudes vicieuses.

Pour prévenir les troubles thrombo-emboliques :
• mobiliser le malade au lit pour activer sa circulation sanguine,
• chez un malade sous traitement anticoagulant, rechercher toute trace de saignement au niveau de la peau, urines, et selles au moment de la toilette, et de vider le bassin.

Pour prévenir l'encombrement bronchique et les infections pulmonaires :
• mettre le malade en position demi-assise (sauf contre indication);
• le stimuler à tousser, lui donner un crachoir; installer les aérosols qui peuvent être prescrits pour humidifier les voies respiratoires;
• prendre régulièrement la température.

Pour prévenir la constipation (voir fiche 27 page 66) :
• établir une routine d'élimination;
• proposer des légumes verts en priorité pour favoriser l'apport de fibres;
• proposer à boire souvent (sauf contre indication) jusqu'à 1,5 à 2 litres par jour.

Pour prévenir les troubles et infections urinaires :
• proposer à boire souvent (sauf contre-indication) pour diluer au maximum les urines;
• surveiller les urines : leur couleur, limpidité, odeur; prendre régulièrement la température.

Sécurité

⚠ **La négligence est l'élément le plus dangereux de la prévention.**

Actions de l'aide-soignant		*Effets pour le malade*
Surveiller : – la peau : – les urines : – les selles :	 – érythème, rougeur, – hématomes, – couleur, limpidité, odeur, – consistance, couleur	**Permet de dépister :** – les escarres, – les hémorragies liées au traitement anticoagulant, – les hématuries, les infections urinaires, – la constipation; les rectorragies, méléna s
Au niveau du malade : Installer correctement : Mobiliser : Faire boire :	 – bon alignement du corps; position demi-assise (sauf CI), – mobilisation au lit active et passive, – 1,5 à 2 litres par jour (sauf contre-indication).	**Aide à prévenir :** – les attitudes vicieuses, l'encombrement bronchique, – les escarres les troubles thrombo-emboliques (phlébite), les ankyloses, la constipation, l'encombrement pulmonaire, – la constipation, les infections urinaires

3 RELATION

Avec le malade

✏ Lui expliquer l'intérêt de la mise en place de ces actions, pour qu'il se motive (s'il le peut) à se prendre en charge au niveau de la prévention.

Avec l'équipe : noter le soin et transmettre

- Toute apparition de douleur, d'érythème ou de rougeur (escarre !) ;
- tout saignement au niveau de la peau, des gencives, des urines des selles, toute plainte de douleur abdominale ou gastrique ; signes de risque hémorragique suite au traitement anticoagulant ;
- l'absence de selles (plus de 3 jours) ; des selles dures et sèches (constipation !) ;
- des urines troubles, à l'odeur forte, douleur en urinant, une hyperthermie (infection !) ;
- une respiration bruyante : le malade « graillonne », une toux ; une expectoration (crachats) : couleur, odeur (encombrement pulmonaire !).

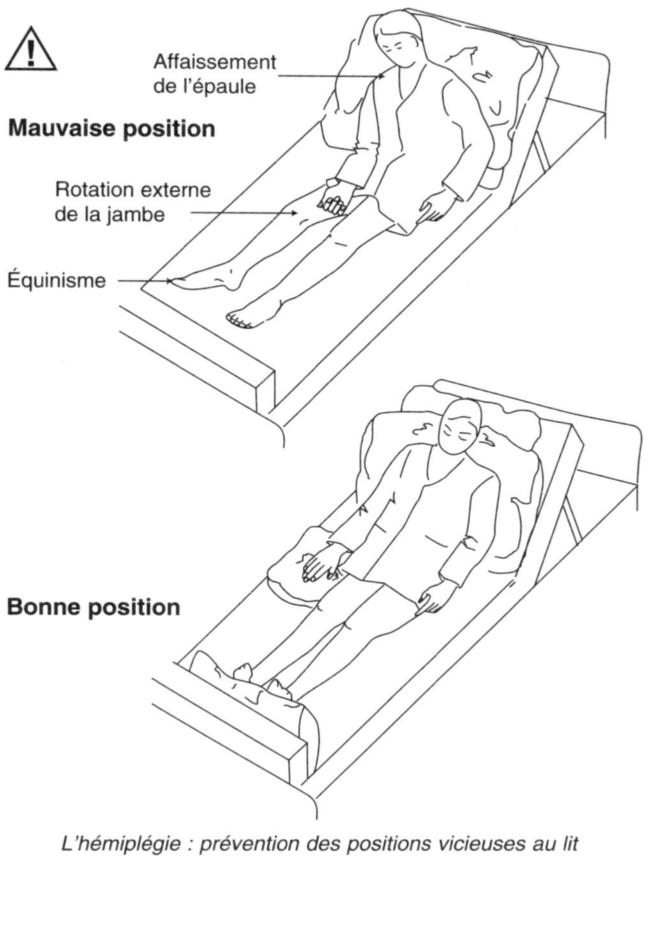

L'hémiplégie : prévention des positions vicieuses au lit

FICHE

56 L'isolement du malade

BUT L'isolement a une double action : **protéger** les malades des germes environnants, alors qu'ils présentent un système de défense affaibli, et **éviter** qu'un malade contagieux ne transmette des germes pathogènes.

Ce que vous devez savoir

I. L'organisme humain peut lutter contre les infections grâce à un système de défense et de protection : le **système immunitaire**. Certains malades ont leurs défenses affaiblies ou détruites suite à des traitements (greffes, chimiothérapie, radiothérapie...) ou à un virus : le sida. Lors d'une baisse des défenses immunitaires, certains microbes, réputés inoffensifs dans des conditions habituelles, peuvent devenir pathogènes provoquant des maladies dites **opportunistes.**
L'isolement dans une chambre seule et des mesures de prévention **doivent éviter au malade affaibli d'entrer en contact** avec des germes quels qu'ils soient et qui sont toujours dangereux pour eux.
II. D'autres malades sont porteurs de maladies contagieuses qui peuvent être transmises, selon le germe, par voie aérienne, cutanéo-muqueuse, sanguine ou par voie d'élimination (urines et selles). L'isolement dans une chambre seule et les mesures de prévention **doivent éviter que le malade contagieux ne transmette** des germes pathogènes aux personnes côtoyant le service : autres malades, visites, personnel. La mise en place de l'isolement et/ou des mesures de prévention sera définie par le médecin.
Décontaminer, c'est mettre en contact pendant un temps donné du matériel ou une surface souillée avec un désinfectant. (ex. : solution désinfectante du type eau de javel).

Règle d'ORR

1 ORGANISATION

L'ensemble du personnel doit être au courant **de la nature de l'isolement (partiel ou total) et de sa raison**, pour mettre en place **des mesures spécifiques et adaptées**.

I. Le malade est isolé car il est affaibli (baisse des défenses).
II. Le malade est isolé car il est contagieux.
III. Le malade est isolé ou non et les mesures de prévention sont partielles et spécifiques au mode de contamination : cutané ou entérique (urines ou selles ou sécrétions) ou sanguin.
Pour un isolement total, le matériel restera dans la chambre et le cabinet de toilette, et sera à usage unique dès que possible.

Matériel

Il sera adapté à la nature de l'isolement. Il peut être individuel ou à usage unique et devra répondre :

• aux mesures de prévention (matériel de lavage des mains et de protection du soignant);
• aux besoins du malade (hygiène corporelle, alimentation, élimination...);
• à ses soins et à sa surveillance (température, appareil à tension...);
• aux règles d'entretien du ménage et à la récupération des déchets et du linge sale (sac plastique...).

2 RÉALISATION

Efficacité. Sécurité. Hygiène

Pour un isolement partiel : c'est le mode de transmission de la contagion qui va déterminer les mesures à prendre.

• **Contamination par la salive :** ex. : hépatite A :
– **port de gants** et de surblouse (qui doit rester dans la chambre) pour toute manipulation de la vaisselle,
– la vaisselle est jetable ou si elle est individuelle, doit rester dans la chambre où elle sera nettoyée et désinfectée.

• **Contamination par voie fécale :** ex. : hépatite A; salmonellose :
– **port de gants** pour la petite toilette génitale et du siège, pour tout contact avec les selles et les urines et pour toute manipulation du bassin;
– les selles et des urines sont mises **à décontaminer** avant d'être évacuées. Nettoyage et désinfection du bassin;
– sac étanche avec la mention « à décontaminer » pour le linge souillé par les selles ou les urines.

• **Contamination par voie sanguine et liquides biologiques :** ex. : hépatite B ou C, sida :
– **port de gants** pour tous soins et manipulation de matériel en contact avec le sang et les liquides biologiques,
– le matériel jetable souillé est mis **à incinérer**,
– le matériel non jetable, souillé, est mis **à décontaminer** avant d'être lavé,
– sac étanche avec la mention « à décontaminer » pour le linge souillé par le sang ou liquides biologiques.

Pour un isolement total

Le personnel soignant doit revêtir le matériel de protection à usage unique (blouse, masque, bonnet, surchaussures, gants) et se laver les mains à l'entrée et à la sortie de la chambre.

I. Dans le cas de protection du malade : **aucun germe ne doit entrer dans la chambre :**
• le personnel doit revêtir le matériel de protection et effectuer le lavage de mains à chaque entrée,
• le matériel qui entre dans la chambre doit avoir été désinfecté ou stérilisé.

II. Dans le cas d'un malade contagieux : **aucun germe ne doit sortir de la chambre.**
Le matériel ne sort pas de la chambre avant d'avoir été traité ou emballé :
• le matériel à usage unique, ainsi que les déchets et détritus, sont mis dans un sac à incinérer;

• le matériel non jetable est décontaminé et lavé avant de sortir de la chambre ;
• le linge est stocké dans la journée dans un sac, puis mis dans un 2e sac à la sortie de la chambre, avec la mention spéciale « à décontaminer » ;
• les excrétas (selles, urines) et liquides biologiques (vomissements, crachats, pertes…) sont soit mis à décontaminer avant d'être évacués dans les toilettes, soit mis sous emballage plastique, en cas d'examens de laboratoire… ;
• toutes souillures ou salissures sur le sol ou toute surface sont nettoyées et désinfectées.

3 RELATION

Avec le malade

Isolement ne veut pas dire laisser le malade seul ; aller le voir souvent et prendre le temps de pratiquer les soins :
• permettre au malade de s'exprimer, être à son écoute, lui expliquer le pourquoi de ces mesures de prévention ;
• s'assurer que la famille est au courant des mesures mises en place et, si les visites sont autorisées, que toutes les mesures leur soient appliquées (blouse, masque, lavage des mains).

Avec l'équipe : noter le soin et transmettre

Transmettre à l'ensemble de l'équipe les mesures mises en place ; vos observations et le comportement du malade.

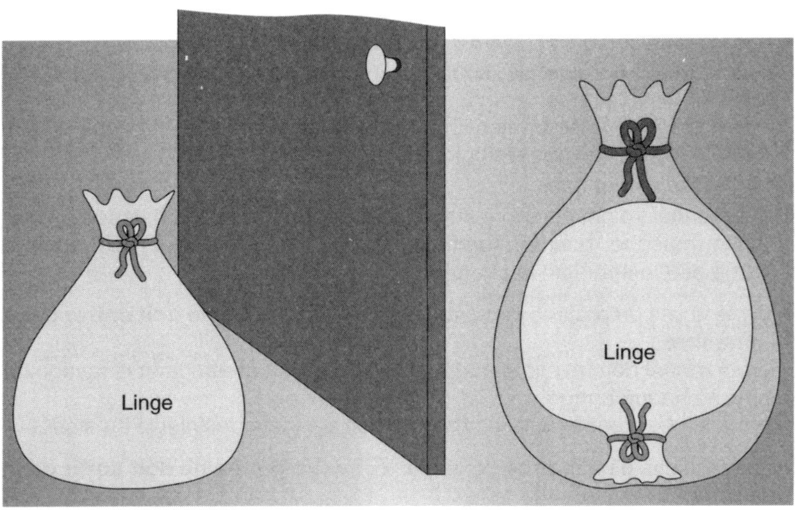

Dans la chambre du patient — Hors de la chambre du patient

Technique du « double emballage » du linge contaminé

Soins aux malades atteints du sida

FICHE 57

BUT Respecter les règles universelles d'hygiène et d'asepsie de base, pour écarter les risques de contamination et éviter aux patients fragilisés les infections nosocomiales.

Ce que vous devez savoir

Le sida (syndrome d'immuno-déficience acquise) est une maladie infectieuse qui concerne le système immunitaire. Le virus du sida n'est pas très résistant à l'air libre et il est sensible à l'eau de Javel et à la chaleur (stérilisation).

Le sida est une maladie contagieuse par contact direct entre le sang et les liquides biologiques du malade et une lésion cutanée ou une muqueuse du soignant. La transmission peut se faire par piqûre ou blessure avec des aiguilles ou du matériel souillé, ou par la projection de sang sur une plaie ou sur les muqueuses (œil, bouche).

L'hygiène et l'asepsie sont les **règles d'or** hospitalières appliquées **pour tous les malades** hospitalisés et dans tous les **types de service.**

Règle d'ORR

1 ORGANISATION

Matériel

- Matériel de prévention, gants, et si nécessaire surblouse et masque ;
- matériel pour le lavage des mains, savon antiseptique, essuie-mains jetables ;
- matériel pour le nettoyage et la désinfection du matériel et des surfaces : produit nettoyant + eau de javel ;
- matériel : sacs étanches pour récupérer les déchets et le linge.

2 RÉALISATION

Efficacité. Hygiène. Sécurité

Rappel des mesures d'hygiène universelles utilisées pour la **prise en charge de tous les malades**.

En prévention :

- lavage des mains ; mesure la plus importante (voir fiche 49 page 114) ;
- le port de gant à usage unique pour protéger toute lésion cutanée du soignant (plaies, blessures, dermatoses) ;
- le port de gant à usage unique pour toute manipulation de sang et sécrétions ;
- le port de surblouse et masque pour tout risque éventuel de projection de sang ou de liquides biologiques.

En action :

Tout contact avec le sang et les sécrétions du malade et toute manipulation de matériel souillé doivent amener :

• à jeter dans les sacs « à incinérer » le matériel à usage unique utilisé ;
• à décontaminer (mettre en contact avec un désinfectant) le matériel non jetable avant de le laver et le stériliser ;
• à mettre dans les sacs « à décontaminer » le linge souillé par le sang ou liquides biologiques ;
• à nettoyer et désinfecter avec de l'eau de Javel toute souillure sur toute surface de travail ou sur le sol.

Confort

En fonction de son état de fatigue, ou pour lui éviter des « maladies opportunistes », le malade peut être amené à être mis en chambre seule.

Les mesures sont habituelles et normales au niveau :
• de l'hygiène de la vaisselle, du repas, du linge et des vêtements non souillés ;
• des gestes de la vie quotidienne : toilette, aide au repas, aide à la marche, etc.
Le comportement du soignant et la réponse à la demande de confort du malade se font normalement au niveau du contact corporel (toucher, porter, etc.).

3 RELATION

Avec le malade

Privilégier la relation et aider à la communication. Prendre le temps de parler, écouter, toucher :
• être à l'écoute et sans jugement, de tout patient quels que soient son âge, son comportement sexuel, ses croyances ;
• entendre les épreuves qu'il traverse et sa façon de réagir face à la maladie ;
• éviter au malade la solitude, le rejet ou l'isolement ressentis douloureusement et lui permettre d'exprimer ses sentiments et ses émotions ;
• accueillir et aider les familles.

Avec l'équipe

Une équipe soudée est fondamentale pour entretenir une cohérence de soins.
Le travail en équipe doit se faire avec confiance et solidarité, pour permettre d'exprimer et gérer les moments émotionnels très forts.
L'équipe doit être un soutien moral pour le malade pour l'aider à traverser les étapes physiologiques et psychologiques de sa maladie.

Technique de couchage pour prévenir la mort subite du nourrisson

FICHE 58

BUT Installer le bébé dans son lit avec le maximum de précautions pour favoriser le repos et le sommeil et prévenir tout risque d'accident.

Ce que vous devez savoir

Les besoins en sommeil du bébé sont importants : nouveau-né environ 20 h; nourrisson de 1 an environ 15 h. Vu les nombreuses heures passées dans son lit, l'installation du bébé est importante.

La mort subite du nourrisson constitue la première cause de mortalité néonatale en France, avec environ 1 500 décès par an; le nombre de décès atteint un maximum entre 2 et 3 mois, est relativement rare au-delà de 6 mois, le risque est plus important en hiver et prédomine chez le garçon.

Les causes seraient multifonctionnelles, c'est-à-dire liées à une accumulation de facteurs favorisants :

– changement de mode de vie,
– enfant couché sur le ventre,
– rôle néfaste des couvertures sous lesquelles le nourrisson glisse,
– chaleur et étouffement.

Pour des bébés à risques, un mode de surveillance par monitorage peut être prescrit à domicile (appareil électronique qui permet d'enregistrer et de surveiller le rythme cardiaque de l'enfant). Après 6 mois de campagne d'information centrés sur les conseils de couchage du bébé, on a observé en France une diminution du pourcentage des cas de mortalité.

Règle d'ORR

1 ORGANISATION

Bien connaître les facteurs de risque et les mesures préconisées par le ministère de la Santé.

2 RÉALISATION

Efficacité. Sécurité. Confort

Respecter le rythme de vie du bébé qui a besoin de stabilité surtout la première année. Respecter ses horaires de repas et de sommeil :

- lors de changements d'habitudes, adapter l'enfant progressivement à son nouvel environnement;
- lui réserver un endroit calme pour dormir;
- maintenir la température de sa chambre à 19 °C maximum : au-delà, humidifier l'air de la pièce;
- éloigner son lit des sources de chaleur et des fenêtres;
- choisir un matelas ferme de façon à ce que l'enfant ne s'y enfonce pas exagérément. Sa taille doit être bien adaptée aux montants du lit;

• éviter les couffins non rigides, les oreillers, les couettes, les duvets, les édredons ;
• préférer les gigoteuses, turbulettes, surpyjamas ou une couverture souple ;
• ne pas trop couvrir le bébé surtout s'il a de la fièvre ;
• favoriser la position de sommeil sur le côté ou sur le dos (éviter la position à plat ventre sauf indication médicale) ;
• retirer du cou chaînes ou cordons ;
• ne pas donner de médicaments pour dormir sans prescription médicale.

3 RELATION

Avec les parents

Être à l'écoute de l'inquiétude des parents, prendre du temps avec eux, établir un dialogue. Les conseiller et les informer sur les moyens de prévention au moment du couchage.

Avec l'équipe

Être alerté et attentif pour les signes suivants et prévenir immédiatement lors des manifestations suivantes :
• gêne pour respirer ;
• vomissements ou régurgitations répétées (surtout à distance des repas) ;
• pleurs pendant le biberon ou peu après ;
• température supérieure à 38 °C ou inférieure à 36 °C ;
• transpiration importante sans raison apparente ;
• pâleur brutale ou cyanose ;
• comportement ou pleurs inhabituels.

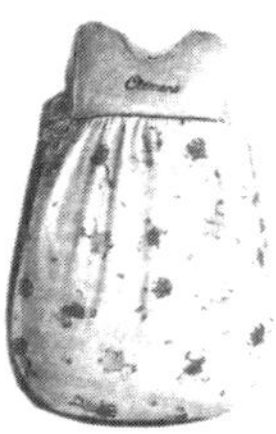

La turbulette

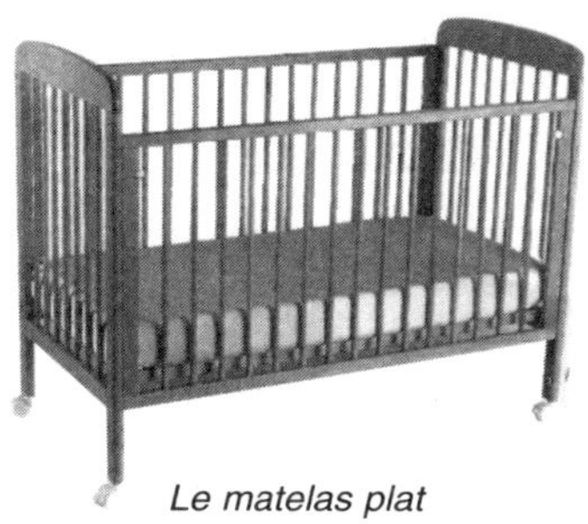

Le matelas plat

X

BESOIN D'ÉVITER LES DANGERS (SUR LE PLAN PSYCHOLOGIQUE)

FICHE

59 Accueil du malade

BUT Créer une ambiance physique et psychologique calme et sécurisante, pour favoriser l'adaptation de la personne à son nouvel environnement.

Ce que vous devez savoir

Lorsqu'une personne arrive dans un nouveau lieu pour une hospitalisation ou un placement, elle est en général toujours anxieuse voire angoissée. L'accueil est primordial pour désamorcer une situation qui peut devenir très vite agressive et conflictuelle.
Être particulièrement attentif à l'accueil de la personne, lui donner des repères dans le temps et dans l'espace, créer un climat sécurisant et une atmosphère de calme, autant d'actions destinées à faire baisser le niveau d'anxiété et aider la personne à s'adapter plus facilement à son nouvel environnement et à son nouvel état.
⚠ L'accueil du « premier jour » est particulièrement important, mais l'accueil est aussi un **« état d'esprit »** d'écoute, de disponibilité et d'observation qui va permettre au soignant de répondre aux besoins de la personne et qui doit se prolonger tout au long de l'hospitalisation et du placement.

Règle d'ORR

1 ORGANISATION

Préparer la chambre et en fonction :

- de la personne qui arrive et de sa pathologie, de ses handicaps;
- des indications ou contre-indications médicales.

Y adjoindre le matériel nécessaire : ex. : matelas prévention d'escarres, potence, arceau de lit, barrières…

2 RÉALISATION

Efficacité

- Se présenter auprès de la personne, expliquer sa fonction;
- l'amener dans sa chambre, en cas de chambre à deux lits, lui présenter son voisin;
- proposer de l'aider à ranger ses affaires;
- procurer une carafe d'eau et un verre (sauf contre-indication);
- présenter les lieux, lui montrer le cabinet de toilettes, les WC;
- expliquer le fonctionnement du matériel :
  - la sonnette,
  - le téléphone : comment se procurer la ligne,
  - la télévision : comment se procurer l'abonnement;
  - ou tout autre matériel;

• renseigner sur l'organisation de la journée et donner les heures approximatives :
  – de visites des médecins, lui rappeler le nom du médecin qui s'occupe d'elle ;
  – des repas, des soins au réveil, du passage de l'équipe du soir pour la nuit ;
  – des visites pour sa famille, du départ du courrier ;
• donner le livret d'accueil de l'établissement ; dire qu'il est possible :
  – de rencontrer une personne du culte de son choix ; signaler le passage de la bibliothèque, de différentes associations de bénévoles, de visiteuses etc.
  – de commander éventuellement un repas pour un proche, pour déjeuner ensemble.

Hygiène

• Avant l'installation de la personne, s'assurer de la propreté des locaux, du matériel (chambre et cabinet de toilette) et du linge ;
• une fois installée lui expliquer l'organisation de la prise en charge du linge sale : par l'établissement, par un organisme, par la famille...

Sécurité

• Répondre à toute prescription médicale (ex. : repos strict au lit...) ou contre-indication (ne pas donner à boire, jeun strict...) ;
• pour toute personne à risque : enfant, personne désorientée, suicidaire, réduire les dangers éventuels :
  – en enlevant tout objet coupant ou pouvant être dangereux (verre, rasoir, couteau...) ;
  – en bloquant les fenêtres lorsque la chambre se trouve à l'étage ;
  – en enlevant tout ce qui pourrait entraîner un étouffement ou une strangulation (sacs, liens, ceintures...) ;
  – en veillant à ce qu'il n'y ait pas une accumulation de médicaments ;
• vérifier le bon fonctionnement de la sonnette et lui mettre à portée de main.

Confort

• Si la personne est fatiguée, l'aider à s'installer dans son lit en tenant compte de son état physique et psychologique ;
• lui proposer de ranger ses affaires dans son placard ;
• s'assurer qu'elle ne manque de rien.

3 RELATION

Avec la personne

• Appeler la personne par son nom, la vouvoyer ;
• prendre le temps d'écouter ses questions, de répondre à ses interrogations ; faire exprimer ses craintes par rapport à un diagnostic, des résultats d'examen, une opération, une anesthésie, etc. ;

• informer de la présence permanente de l'équipe (de jour comme de nuit) et de sa disponibilité et rassurer la personne en lui disant qu'elle peut sonner à tout moment en cas de besoin ou de difficulté;
• respecter et accepter sans jugement les objets personnels que la personne a pu apporter avec elle; les laisser à la place choisie par elle (ceci est d'autant plus important pour la personne âgée);
• la laisser en s'assurant que tout va bien pour le moment et qu'elle est momentanément rassurée.

Avec l'équipe

• Demander à l'infirmière les soins qu'il faut mettre en route (prise de température, bain préopératoire...);
• transmettre ses observations et le comportement de la personne lors de son installation.

Circulaire DGS/DH n° 95-22 du 6 mai 1995 relative aux droits des patients hospitalisés et comportant « une charte du patient hospitalisé »

Résumé de la charte du patient hospitalisé destiné à faire l'objet d'un affichage

Le patient hospitalisé n'est pas seulement un malade. Il est avant tout une personne ayant des droits et des devoirs.

Principes généraux :

• Le service public hospitalier est accessible à tous et, en particulier, aux personnes les plus démunies. Il est adapté aux personnes handicapées.

• Les établissements de santé garantissent la qualité des traitements, des soins et de l'accueil. Ils sont attentifs au soulagement de la douleur.

• L'information donnée au patient doit être accessible et loyale. Le patient participe aux choix thérapeutiques qui le concernent.

• Un acte médical ne peut être pratiqué qu'avec le consentement libre et éclairé du patient.

• Le patient hospitalisé peut, à tout moment, quitter l'établissement, sauf exceptions prévues par la loi, après avoir été informé des risques éventuels qu'il encourt.

• La personne hospitalisée est traitée avec égard. Ses croyances sont respectées. Son intimité doit être préservée ainsi que sa tranquilité.

• Le respect de la vie privée est garantie à tout patient hospitalisé ainsi que la confidentialité des informations personnelles, médicales et sociales qui le concernent.

• Le patient a accès aux informations contenues dans son dossier, notamment d'ordre médical, par l'intermédiaire d'un praticien qu'il choisit librement.

• Le patient hospitalisé exprime ses observations sur les soins et l'accueil et dispose du droit de demander réparation des préjudices qu'il estimerait avoir subis.

Accueil et prise en charge d'une personne désorientée

FICHE 60

BUT Mettre en place des actions d'accompagnement et de suppléance, chez une personne qui présente des signes de désorientation, pour que malgré ses déficiences mentales elle garde toute sa dignité et, en fonction de ses capacités, conserve une activité physique, une autonomie et une communication avec autrui le plus longtemps possible, dans un environnement physique et psychologique non dangereux.

Ce que vous devez savoir

La désorientation est une perte des repères temporo-spatiaux (du temps et des lieux).
Elle est souvent associée à une réduction des capacités d'adaptation, à des troubles de l'humeur et de la mémoire. D'où l'importance de conserver les points de repères.
Elle peut être passagère chez une personne (le plus souvent âgée), suite à un épisode pathologique aigu ou un changement brutal dans l'environnement habituel.
Dans les démences séniles et la maladie d'Alzheimer, elle évolue inexorablement vers une aggravation.

Règle d'ORR

1 ORGANISATION

- Évaluer le niveau de confusion pour savoir ce que l'on va demander à la personne au niveau de sa participation aux soins d'hygiène et de confort;
- respecter ses rythmes afin qu'ils lui servent de repères : par exemple un horaire régulier pour sa toilette... ;
- lui organiser sa vie afin qu'elle soit le plus proche possible de ce qu'elle vivait chez elle.

2 RÉALISATION

Efficacité. Hygiène. Confort

- Tous les matins, orienter la personne : où et quand : « où êtes-vous?, quel jour sommes-nous?, le mois, la saison, le matin, le soir? », etc.
- Pendant la toilette et l'habillage, la faire participer en lui demandant :
  - par exemple de nommer les parties de son corps au fur et à mesure de la progression du soin;
  - de nommer aussi le matériel utilisé : gant, savon, serviette, verre etc.;
  - « donnez-moi le savon, le gant, la serviette » et/ou « lavez-vous le visage, essuyez-vous le bras »... ;
  - de s'exprimer sur la chaleur de l'eau, l'odeur du savon, la douceur de la serviette etc., ce qui permet de stimuler ses sens.

- Selon sa capacité et ses progrès, lui demander d'en faire chaque fois un peu plus.
- Demander aux proches d'apporter des objets familiers : photos, bibelots.
- Faire s'exprimer la personne.
- En long séjour : en fonction de ce que la personne aime et de ses capacités, l'associer à la vie de l'établissement; la faire participer aux activités ménagères (faire son lit, essuyer la poussière, mettre le couvert etc.), ou récréatives (écouter la musique, chanter, danser etc.). Éviter ce qu'elle ne connaît pas ou ce qui demande un nouvel apprentissage (facteur de stress).

Sécurité

La personne désorientée, au fur et à mesure de la progression de la maladie, perd la conscience du danger. Aussi l'aide-soignant doit-il :

- veiller à sa sécurité :
  - en enlevant tout objet coupant ou pouvant être dangereux, ou objets inutiles qui risquent d'être cassés (verre, rasoir, couteau...);
  - en bloquant les fenêtres lorsque la chambre se trouve à l'étage;
  - en protégeant les escaliers;
  - en enlevant tout ce qui pourrait entraîner un étouffement ou une strangulation (sacs, liens, ceintures...);
  - en enlevant tout ce qu'elle pourrait ingérer : médicaments, produits toxiques, ménagers...
- veiller à ce que la personne ne mange pas n'importe quoi, qu'elle pourrait trouver dans la chambre d'une autre personne : plante, terre, pommade, etc.;
- créer des repères (style logos ou dessins de couleur) afin qu'elle retrouve sa chambre, les toilettes, la salle de bains;
- laisser les objets usuels à leur place habituelle;
- repérer la tendance à l'agitation, à la déambulation, au vagabondage (avec risque de sortir du service);
- mettre les barrières la nuit, en cas d'agitation.

3 RELATION

Avec le malade : maintenir la communication verbale et non verbale

- Attirer l'attention de la personne en l'appelant par son nom, éventuellement lui toucher doucement le bras pour établir un contact tactile;
- pour établir un contact visuel avec la personne, se positionner en face d'elle; si elle est assise se mettre à sa hauteur;
- parler calmement (la personne est très sensible et réagit à une ambiance stressante), le ton doit être rassurant. Employer des mots simples, des phrases courtes;
- lorsqu'elle hésite, l'aider à trouver ses mots (lui en proposer pour qu'elle fasse son choix);

• si elle s'énerve ou se met en colère, parce qu'on ne la comprend pas, la calmer; essayer de deviner ce qu'elle veut dire par ses mimiques, ses gestes, l'expression de son visage...
• la féliciter lors de soins accomplis ou de progrès;
• si elle résiste à ce qu'on lui propose ou s'agite, ne pas chercher à la raisonner (ce qui serait sans effet ou qui pourrait l'énerver), passer à autre chose, détourner son attention, quitte à essayer d'y revenir un peu plus tard;
• agir avec patience, souplesse, et bonne humeur;
• éviter les situations d'échec qui augmentent la régression.

Avec l'équipe : noter le soin et transmettre

• Toute modification de comportement, de relation, de communication;
• toute aggravation de son état physique : rougeurs (escarre), fuites urinaires (incontinence), fausses routes;
• toute diminution de son activité dans la prise en charge de ses besoins au niveau de sa toilette, sa mobilité, son repas.

Droits des personnes âgées dépendantes en institution

1. Tout résidant doit bénéficier des dispositions de la Charte des droits et libertés des personnes âgées dépendantes.

2. Nul ne peut être admis en institution sans une information et un dialogue préalables, et sans son accord.

3. Comme pour tout citoyen adulte : la dignité, l'identité et la vie privée du résidant doivent être respectées.

4. Le résidant a le droit d'exprimer ses choix et ses souhaits.

5. L'institution devient le domicile du résidant. Il doit y disposer d'un espace personnel.

6. L'institution est au service du résidant. Elle s'efforce de répondre à ses besoins et de satisfaire ses désirs.

7. L'institution encourage les initiatives du résidant. Elle favorise les activités individuelles et développe les activités collectives (intérieures ou extérieures) dans le cadre d'un projet de vie.

8. L'institution doit assurer les soins infirmiers et médicaux les plus adaptés à l'état de santé du résidant. S'il est nécessaire de donner des soins à l'extérieur de l'établissement, le résidant doit en être préalablement informé.

9. L'institution accueille la famille, les amis, ainsi que les bénévoles, et les associe à ses activités. Cette volonté d'ouverture doit se concrétiser par des lieux de rencontre, des horaires de visite souples, des possibilités d'accueil pour quelques jours et par des réunions périodiques avec tous les intervenants.

10. Après une absence transitoire (hospitalisation, vacances, etc.), le résidant doit retrouver sa place dans l'institution.

11. Tout résidant doit disposer de ressources personnelles. Il peut notamment utiliser librement la part de son revenu qui reste disponible.

12. Le droit à la parole est fondamental pour les résidants.

Fondation nationale de gérontologie
Secrétariat d'État chargé de la Sécurité sociale
Ministère des Affaires sociales et de l'Emploi, 1987

FICHE 61

Prévention et lutte contre la perturbation de l'image corporelle

BUT Repérer et transmettre les réactions d'un malade face aux modifications corporelles et psychologiques induites par la maladie et l'hospitalisation ou le placement. Adapter son comportement de soignants pour aider la personne à intégrer une nouvelle image d'elle-même.

Ce que vous devez savoir

L'image corporelle est un jugement que l'on porte sur son propre corps (corps qui change et qui vieillit), sur son apparence, sur la manière de le soigner, de s'habiller, de se coiffer, de marcher, de parler... et la façon dont on montre son corps aux yeux des autres.

La maladie, l'amaigrissement, les effets de certains traitements (perte des cheveux, œdème,...) modifient le corps; la chirurgie entraîne la perte d'un organe (sein, utérus, estomac, côlon, amputation d'un membre), le corps malade dicte sa loi avec ses faiblesses, ses améliorations, ses rechutes et entraîne la perte de la maîtrise des choses.

Tous ces événements sont autant de facteurs qui risquent d'entraîner, pour la personne qui les vit et les subit, une perturbation de son image corporelle.

Se réapproprier son « nouveau corps », refaire connaissance avec lui, demande du temps et de passer par des. étapes psychologiques que le docteur Kübler-Ross a décrites en termes de processus de perte ou de deuil. Les réactions psychologiques mises en place inconsciemment par les individus vont les aider à passer du **refus** de ce qui lui arrive (ou du déni) en passant par la rage et la colère et la dépression avant d'arriver à **l'acceptation**.

1 *La négation* *« non, pas moi »*	*2* *Rage et colère* *« pourquoi moi ? »*	*3* *Le marchandage* *« oui moi, mais... »*	*4* *La dépression*	*5* *L'acceptation* *« oui moi »*
À l'annonce de ce qui va provoquer la perte, la personne exprime le choc produit par la prise de conscience.	Elle réagit au fait que ce soit à elle que cela arrive plutôt, qu'à un autre.	Elle accepte la réalité de la perte mais essaie d'échanger quelque chose pour gagner du temps.	Elle pleure, pense à ce qu'elle a fait ou pas fait, à ce qu'elle aurait aimé faire si ce malheur ne lui était pas arrivé.	Elle est prête, ce stade n'est ni heureux, ni ni malheureux : « **il est** ».

Règle d'ORR

1 ORGANISATION

- Laisser du temps; permettre au malade de « digérer » la nouvelle, de « faire son deuil »; chaque étape est propre à chaque individu dans son intensité et sa durée;
- savoir différer des soins d'hygiène et assouplir les horaires.

2 RÉALISATION

Efficacité. Sécurité. Confort. Hygiène

- Inciter la personne à effectuer ses soins personnels et les compléter si besoin;
- souligner l'importance de l'apparence soignée : coiffure, maquillage, barbe... ;
- ⚠ respecter le fait que la personne ne veuille pas voir immédiatement les modifications corporelles : ne veut pas de miroir, ne veut pas se regarder, ne veut pas se toucher... ;
- maîtriser son expression faciale ou son comportement non verbal (mouvement de répulsion...) auprès d'une personne qui a son apparence fortement modifiée;
- soulager les malaises physiques qui diminuent les réserves d'énergie et être attentif au confort et à l'installation de la personne.

3 RELATION

Avec le malade

- L'autoriser à exprimer sa détresse, ses émotions et ses sentiments les plus violents (colère, peine, joie, révolte, espérance...) avec toutes leurs contradictions, pour lui permettre d'intégrer ses pertes et trouver de nouveaux modes d'adaptation;
- lui expliquer que ces sentiments exprimés font partie de l'évolution de la maladie et qu'il faut du temps;
- lui laisser exprimer des sentiments négatifs vis-à-vis de son corps; sa peur du regard des autres; sa crainte d'un rejet... ;
- entendre les épreuves qu'il traverse et sa façon de réagir face à la maladie; respecter les silences et les larmes;
- ⚠ ne pas refouler les pleurs, ils sont souvent nécessaires pour passer à une étape suivante vers l'acceptation; proposer à ce moment-là : « préférez-vous rester seul ou que je reste avec vous ? »;
- éviter la solitude, le rejet, l'isolement qui sont ressentis douloureusement;
- faire participer la personne le plus possible à ses soins et aux décisions qui la concernent, discuter avec elle de ses progrès. l'aider à contrôler la situation.

Avec la famille

- Accueillir les membres proches de sa famille, leur permettre d'exprimer leurs sentiments et leurs difficultés;
- respecter l'intimité lors des visites (éviter d'entrer dans la chambre trop fréquemment);
- ne pas juger un membre de la famille qui semble ne pas répondre aux attentes du malade;

• essayer de comprendre les difficultés et les bouleversements induits par la maladie ou le placement de son proche et le fait qu'il doit faire face lui aussi au processus de perte ou de deuil;

Avec l'équipe

• Repérer et transmettre les réactions du malade dans son processus de perte, pour le comprendre,
• réfléchir en équipe pour adapter son comportement et l'aider à passer les étapes.

XI

BESOIN DE COMMUNIQUER

FICHE 62

Établir une communication efficace lors de problèmes sensori-moteurs

BUT Comprendre les difficultés d'une personne à communiquer, celle-ci présentant des déficits ou des handicaps sensori-moteurs, afin de mettre en place des actions adaptées pour répondre à ses besoins.

Ce que vous devez savoir

La communication est une des principales fonctions humaines. Les organes sensoriels permettent de capter des stimulations et de les transmettre au système nerveux pour les interpréter et donner une réponse :
– le langage corporel (ou non-verbal) : l'expression du visage, les gestes, la posture... révèlent les états « d'être » de la personne (émotions, état affectif...);
– le langage verbal précise et nuance ce qu'elle veut exprimer.
Des problèmes de santé, un état physique ou un traitement médical peuvent perturber la capacité à communiquer.
Le déficit peut se situer au niveau de tous les organes des sens. La personne peut présenter :
– **une altération de la perception sensorielle** suite à un changement dans la qualité ou la nature des stimuli que reçoivent ses sens. Cette altération peut être visuelle, auditive, kinesthésique, gustative, olfactive, tactile, et entraîner une modification de la réaction (diminution ou exagération, anomalie ou inadéquation);
– **une altération de la communication verbale,** ou une inaptitude ou une difficulté à utiliser ou comprendre le langage dans ses interactions humaines;
– **une non-perception de l'hémicorps** ou l'état dans lequel la personne ne perçoit pas un côté de son corps, n'y prête pas attention ou le néglige.
Dans sa difficulté à communiquer ou à socialiser avec son entourage, la personne peut ressentir un grand sentiment de solitude, de souffrance, qu'elle peut manifester par des modifications de son comportement.

Règle d'ORR

1 ORGANISATION

Lire les transmissions permet de prendre connaissance de facteurs pouvant être un frein à la communication :

- existence de pathologies perturbant la capacité à communiquer (accident vasculaire cérébral avec ± hémiplégie, aphasie...), cancers du larynx, maladie de Parkinson, sclérose en plaques, paralysie des cordes vocales, trachéotomie, traumatisme crânien, comas...);
- déficits sensoriels liés au vieillissement (presbytie, hypoacousie...) ou à des traumatismes sensoriels ponctuels.

Le recueil d'informations au lit du malade permet :

- d'observer le comportement verbal et non-verbal de la personne pour évaluer sa capacité à communiquer;
- d'identifier à quel niveau se trouve cette difficulté à communiquer; atteinte au niveau : des organes des sens, de la perception et réception des stimuli, de la transmission de la réponse.

2 RÉALISATION

Il est important pour le soignant de repérer les problèmes sensori-moteurs qui vont altérer la communication, entraîner des réactions, modifier le comportement de la personne, pouvant l'empêcher de satisfaire ses besoins.

Réactions

D'un point de vue comportemental, la personne peut :

- avoir des sautes d'humeur, présenter un changement de **comportement;**
- exprimer ses émotions, pleurer, s'impatienter, se montrer irritable ou apathique, agitée,
soupirer, se plaindre de céphalées, de douleurs diffuses;
- ne pas pouvoir parler (aphasie, dysphagie, trachéotomie...);
- ne pas avoir conscience de sa maladie, se montrer indifférent, ou ne pas vouloir la reconnaître (ex. : ne veut pas voir son côté paralysé, tourne la tête du côté opposé...);
- se tromper de côté lorsqu'on lui demande par exemple de donner son bras droit.

Du point de vue de l'expression, la personne peut :

- avoir des troubles de l'élocution : bégaiements, difficulté à former des mots ou des phrases;
- avoir une communication inefficace, langage incohérent, messages obscurs et incomplets;
- ne pas s'exprimer verbalement malgré ses efforts, ne pas arriver à répéter les mots qu'on lui suggère;
- tenir de longs discours incompréhensibles, et manifester de la colère face à l'incompréhension de son jargon;
- dire que sa vie est « fichue », qu'elle voit tout en noir;
- ne pas communiquer avec son entourage;
- exprimer un état d'ennui, de tristesse;
- être agressive verbalement : cris, colère, voix hostile...

Sécurité

Prévenir les accidents pouvant être générés par le déficit sensoriel :

- placer le système d'appel à portée de main de la personne;
- appliquer les mesures de sécurité nécessaires selon la perte sensorielle : barrières, lit abaissé, aide à la marche...;
- désencombrer le trajet (toilettes, salle de soins...) lors de déplacements.

Efficacité. Confort

- Avoir une attitude calme et positive et procurer un environnement calme et sécurisant.
- Vérifier la mise en place de prothèses (auditives, lentilles, lunettes...), s'assurer de leur propreté, aider la personne à les mettre, où qu'elles soient à portée.
- Écouter la personne s'exprimant sur sa privation sensorielle, tenir compte de ses explications dans la planification des soins.
- Inciter la personne à prendre en charge ses soins personnels, l'encourager, la féliciter de ses progrès.

Déficit visuel :

- se nommer lorsque l'on entre dans la chambre;
- mettre les objets à portée de main, les nommer et les lui faire toucher pour identification;

- les laisser à la même place dans la chambre;
- nommer les aliments lors des repas et leur emplacement.

Déficit auditif :

- toucher la personne lorsqu'on l'aborde;
- parler du côté de la meilleure oreille, ou se mettre en face, articuler et parler lentement;
- en cas d'appareil auditif, ne pas crier, ni parler trop fort;
- utiliser le mode écrit pour les messages plus complexes.

Aphasie :

- fournir à la personne les moyens d'exprimer ses désirs : papier, crayon, ardoise, pictogrammes (dessins illustrant tout ce dont elle peut avoir besoin);
- demander d'articuler de façon exagérée, pour lire sur les lèvres;
- observer la direction du regard, les signes de tête pour deviner les désirs;
- se montrer attentif à la détresse, à la fatigue ou à l'agacement de la personne sans se moquer de ses erreurs;
- lors de longs discours en jargon souvent incompréhensible, dire que l'on ne comprend pas, corriger les fautes ou l'arrêter;
- solliciter son attention par des ordres simples auxquels elle doit répondre par des mots simples.

Désorientation temporo-spatiale :

- tous les matins, demander à la personne de s'orienter (l'aider éventuellement) : où est-elle? quel jour sommes-nous? quelle heure? quelle saison?;
- la faire participer à ses soins, faire nommer le matériel utilisé, les parties du corps...

Non perception de l'hémicorps :

- lors du contact se placer du côté sain, y placer de même la sonnette, le téléphone, la radio...;
- l'aider à reconnaître les personnes, les objets, les aliments placés du côté non perçu.

3 RELATION

Avec la personne

- La rassurer en lui disant qu'on trouvera le moyen de communiquer même si c'est difficile;
- laisser du temps pour amorcer une communication et pour répondre;
- donner des informations claires, concises et non contradictoires pendant les soins;
- lui permettre d'exprimer ses émotions (pleurs, colère...) par une attitude compréhensive et chaleureuse, respecter les larmes et utiliser le toucher.

Avec la famille

- Lui proposer d'apporter des appareils qui peuvent stimuler selon le déficit : appareil radio, appareil de télévision avec décodeur, ardoise, machine à écrire, ordinateur portable;
- lui demander d'apporter des objets familiers : matériel de toilette (savon personnel, parfum), photos, bibelots, livre de référence;
- l'inciter à apporter des supports d'activités : jeux, livres, tricot, matériel manuel... selon les centres d'intérêt du malade.

Avec l'équipe

- Inscrire bien en vue de l'équipe le déficit sensoriel dont souffre le patient.
- Repérer et transmettre les modifications de comportement.

Établir une communication de qualité lors de difficultés intellectuelles, culturelles et/ou affectives

FICHE 63

BUT Mettre en place une relation de communication de qualité malgré des barrières liées à une incapacité intellectuelle, ou une incompréhension de la langue et des tabous culturels, ou un contexte émotionnel trop important.

Ce que vous devez savoir

Dans une communication efficace, les mots choisis transmettent le sens recherché par l'émetteur et sont compris par le récepteur. Au sens du mot se surajoute la « connotation » c'est-à-dire toutes formes d'associations, de références et d'émotions vécues par l'individu.
À chaque stade de croissance et de développement, des manifestations intellectuelles, psychologiques et culturelles peuvent soit favoriser, soit entraver la communication :
– l'émission d'un message cohérent et la compréhension de celui-ci sont dépendantes de la capacité intellectuelle à communiquer, et de la facilité à manier les mots et la langue;
– les émotions, l'anxiété, le stress, peuvent à un degré modéré accentuer les capacités d'apprentissage et d'adaptation, et à un degré excessif altérer ou bloquer la communication;
– la **communication non-verbale** (regard, gestes, posture...) le toucher, la distance personnelle (ou sa « bulle intime ») varient selon **le sens culturel** que lui attribuent les interlocuteurs.

Règle d'ORR

1 ORGANISATION

Lire les transmissions permet de prendre connaissance de facteurs de difficultés :
- l'âge de la personne;
- hospitalisation récente et facteurs de stress : diagnostic, examens, intervention...;
- placement récent et facteurs de stress : perte des repères familiers, adaptation à de nouveaux locaux, horaires, habitudes...;
- personne d'origine culturelle et linguistique différente;
- médicaments pouvant apporter des modifications de la pensée : confusion, perte de mémoire...

Le recueil d'informations au lit du malade permet :
- d'observer le comportement verbal et non-verbal de la personne pour évaluer sa capacité à communiquer;
- d'identifier à quel niveau se trouve cette difficulté à communiquer :
  – stress important,
  – méconnaissance de la langue,
  – références culturelles différentes,
  – déficiences cognitives,
  – erreurs de perception sur ce qui l'entoure...

2 RÉALISATION

Il est important pour le soignant de repérer ces difficultés qui vont altérer la communication, favoriser un état de stress et empêcher la personne de satisfaire ses besoins.

Réactions

D'un point de vue comportemental, la personne peut :
- avoir des sautes d'humeur, présenter un changement de comportement;
- présenter un état de stress lié à l'hospitalisation, une incompréhension de la langue;
- manifester les signes d'une grande anxiété : tension faciale, voix tremblotante, agitation des mains, questions répétitives, larmoiements, pleurs… ;
- exprimer ses émotions : pleurer, s'impatienter, se montrer irritable ou apathique, agité

montrer un état d'ennui, de tristesse;
- avoir tendance à s'isoler.

D'un point de vue de l'expression, la personne peut :
- ne pas communiquer avec son entourage, ne pas s'exprimer verbalement;
- être agressive verbalement : cris, colère, voix hostile… ;
- dire oui à tout, mais ne rien réaliser par manque de compréhension;
- demander et se faire répéter plusieurs fois la même chose;
- se montrer confuse dans la communication; par difficulté soit d'interprétation des stimuli, soit de cohérence au niveau de sa pensée;
- manifester une difficulté à se concentrer, à saisir les idées et à les associer, à construire des phrases.

Sécurité

- Placer le système d'appel à portée de main de la personne.
- S'assurer de la compréhension de la mise en place éventuelle de règles de sécurité.

Efficacité. Confort

Lors de difficultés intellectuelles :
- avoir une attitude calme et positive, parler lentement et faire des phrases courtes;
- utiliser des mots courants, sans infantiliser la personne;
- attendre que la personne ait répondu à une question avant de lui en poser une autre, répéter ou reformuler la demande.

Lors d'émotions et de stress :
- mesurer son niveau d'anxiété et de tension en fonction de l'intensité des signes qu'elle présente (anxiété légère à peur panique);
- se montrer disponible pour écouter la personne et lui parler;
- l'encourager à prendre son temps pour parler et articuler avec soins, éventuellement l'inciter à prendre une grande respiration avant de parler;
- reporter la conversation à plus tard lorsque la personne est fatiguée,
- lui demander si elle veut continuer la communication, lorsqu'elle présente une charge émotionnelle trop forte;

• observer les signes verbaux et vérifier qu'ils coïncident bien avec le message non-verbal (**oui** ave les mots et **non** avec la tête!).

Lors de difficultés linguistique et culturelle :

• évaluer dans quelle mesure la personne maîtrise mal le Français;
• dans quelle mesure peut-elle le lire, l'écrire, le parler et le comprendre;
• parler moins vite et articuler avec soin;
• avoir recours à un interprète si nécessaire (certains établissements disposent d'une « banque d'interprètes – noms – numéro de téléphone » constituée à partir de membres du personnel ou de bénévoles);
• communiquer par les gestes, et par l'intermédiaire d'images et de dessins, permettant la réalisation de ses besoins (un verre d'eau, bassin,...);
• réaliser des fiches (avec elle et sa famille) comportant la traduction de courtes phrases ou mots essentiels;
• connaître les barrières culturelles possibles, voire même les interdits et les respecter par rapport : au toucher, à la distance personnelle et à la communication homme/femme,
• ne pas porter de jugement sur les différentes cultures.

3 RELATION

Avec la personne

• La rassurer en lui disant qu'on trouvera le moyen de communiquer même si c'est difficile.
• Laisser du temps pour amorcer une communication et pour répondre.
• Donner des informations claires, concises et non contradictoires pendant les soins.
• Lui permettre d'exprimer ses émotions (pleurs, colère...) par une attitude compréhensive et chaleureuse, respecter les larmes et utiliser éventuellement le toucher (avec certaines réserves liées à la culture).

Avec la famille

• Lui proposer d'apporter des objets personnels qui peuvent permettre à la personne de s'occuper et se détendre : appareil radio, appareil de télévision avec décodeur, ardoise, machine à écrire, ordinateur portable.
• L'inciter à apporter des supports de communication dans sa langue maternelle : livres, fiches, dictionnaire.
• Assouplir les modalités de règlement pour permettre à « l'interprète » de passer le plus de temps possible avec la personne.

Avec l'équipe

• Repérer et transmettre les modifications de comportement.
• Demander à rencontrer « l'interprète » ou un membre de la famille pour mieux comprendre des comportements spécifiques (attitudes, regard, gestes...) liés à la culture de la personne; les transmettre aux collègues de travail.

Index

Les termes « confort, économie, efficacité, hygiène, sécurité, transmission » ne sont pas repris dans l'index, car ils figurent dans chaque fiche.
Les folios indiqués en gras correspondent aux entrées principales des mots indexés.

401385 - (I) - (6,5) - BAB-80 - SNEL

MASSON Éditeur
21, rue Camille-Desmoulins
92789 Issy-les-Moulineaux Cedex 09
Dépôt légal : septembre 2003

Achevé d'imprimer sur les presses de la SNEL S.A.
rue Saint-Vincent 12 – B-4020 Liège
tél. 32(0)4 344 65 60 - fax 32(0)4 341 48 41
août 2003 - 28961

Imprimé en Belgique